Welche Berücksichtigung

verlangen die

Verdauungs- und Harnorgane Laparotomirter

in der Nachbehandlung?

INAUGURAL-DISSERTATION

der medicinischen Facultät

der

KAISER - WILHELMS - UNIVERSITÄT STRASSBURG

zur Erlangung der Doctorwürde

vorgelegt von

OTTO LUBARSCH

aus Berlin.

STRASSBURG

Verlag von Karl J. Trübner.

1884.

Seinen lieben Eltern

in Dankbarkeit

gewidmet.

Der Verfasser.

Wenn noch vor kaum 20 Jahren in Deutschland und Frankreich die Ovariotomie von der Mehrzahl der Chirurgen und Gynäkologen als ein chirurgisches Wagstück verworfen und der Operateur als Werkzeug eines „unwillkürlichen Selbstmordversuches“ [1] bezeichnet wurde, wenn noch späterhin die Erfolge, welche Keith, Sp. Wells und Kœberle mit der Ovariotomie erzielten, als von der Mehrheit der Operateure unerreicht und unerreichbar angesehen blieben, so ist heutigen Tages nicht nur die Ansicht der Fachleute eine geradezu entgegengesetzte, sondern auch das Publikum preist die segensreichen Folgen dieser Operation. Dieselbe Operation, welche noch vor dieser nicht so langen Zeit von hervorragenden Gelehrten mit den schärfsten Waffen bekämpft wurde, bietet vielleicht von allen Laparotomieen jetzt die beste Prognose, ist in der Mehrzahl der Fälle von allen die ungefährlichste; weit kühnere Eingriffe, wie Nieren- und Milzexstirpation, Magen- und Darmresektionen sind nicht ohne Erfolg ausgeführt worden und haben sich Anerkennung in weiten Kreisen erworben.

[1] Scanzoni, Lehrbuch der Krankheiten der weiblichen Sexualorgane. Wien 1857.

Hatten nun schon die englischen und amerikanischen Operateure ihre zum Teil so glänzenden Erfolge nebst der Vervollkommnung der Technik vor allem ihren antiseptischen Massregeln zu verdanken, so datiren die jetzigen Erfolge der Laparotomieen von der consequenten Durchführung der Lister'schen antiseptischen Idee. Jene Männer, wie Sp. Wells, Keith und Kœberle, hatten wohl schon eingesehen, dass die Misserfolge der Ovariotomie zum grössten Teil durch die hohe Empfindlichkeit des Peritoneums gegen septische Infectionsstoffe bedingt seien; daher suchten sie durch die peinlichste Sauberkeit bei der Operation und durch Vornehmen derselben in nur für diese bestimmten Krankenanstalten oder Privathäusern die Gefahr der Infection zu verringern.

Aber erst seit der consequenten Durchführung der Lister'schen Idee durch Schröder in Berlin und Hegar in Freiburg ist die Prognose für die Laparotomieen in erheblicher Weise gebessert, ist es ermöglicht, dass auch die Mehrzahl der Operateure ähnliche oder sogar noch bessere Erfolge erzielt, wie Sp. Wells, Keith und Kœberle. Zu gleicher Zeit hat man aber auch in Bezug auf die Nachbehandlung in mannigfacher Weise andere Principien aufgestellt. Die Nachbehandlung nach Laparotomien zerfällt in die chirurgische und diätetische, eventuell innere. Die chirurgische Behandlung, auf die wir hier nicht näher eingehen wollen, ist bei gutem Verbande sehr einfach und beschränkt sich im wesentlichen darauf, alle äusseren Schädlichkeiten von der vernähten Wunde abzuhalten, und auf die Behandlung der vernarbten Wunde. Was die innere Behandlung anbetrifft, so hat man das Verfahren der älteren Aerzte, die ja bei allen krankhaften Zuständen und auch bei Operationen eine reichliche medicamentöse Behandlung für notwendig hielten, völlig aufgegeben. Jetzt gilt der Grundsatz, so wenig wie möglich und ohne bestimmte Indication überhaupt nichts — weder in chirurgischer noch in medicamentöser Beziehung — zu thun. Die innere Behandlung bezieht sich nun auf die Beseitigung der Schmerzen, des Fiebers und nervöser Erregung, sowie auf die Regulirung der Verdauung und der Harnsecretion der Patienten.

In der vorliegenden Arbeit, wo die allgemeinen Grundsätze für die Regulirung der Verdauung und Urinentleerung bei Nachbehandlung von Laparotomieen erörtert werden sollen, wird es sich empfehlen, zunächst getrennt über die Laparotomieen abzuhandeln, bei denen ein operativer Eingriff in die der Verdauung dienenden Organe nicht stattfindet (Ovariotomie, Castration, Exstirpation des Uterus, Milzexstirpation, Laparotomieen behufs Operationen an der Leber), und dann über diejenigen, bei denen der Verdauungscanal oder die Harnorgane verletzt sind.

Dass nach jeder Eröffnung der Bauchhöhle und operativen Eingriffen in derselben Gefahren von nachfolgenden Verdauungsstörungen bestehen, ist an und für sich klar. Die Därme, wie die Blase, werden der ungewohnten Berührung mit der Luft auf mehr oder weniger lange Zeit ausgesetzt und nicht selten auch mechanisch und thermisch gereizt. Doch ist es selbstverständlich, dass diese Momente nur vorübergehende und geringfügige Verdauungs- und Blasenstörungen hervorbringen können. Grössere Gefahren können entstehen, wenn bei der Operation zufällige Verletzungen des Darms, der Blase oder der Ureteren vorgekommen sind. Doch wird in diesen Fällen die chirurgische Behandlung die Hauptsache zu leisten haben.

Weit häufiger jedoch und zum Teil wol auch schwieriger zu beurteilen sind die Fälle, in denen nur ein gewisses — im Vergleich zur Norm — irreguläres Verhalten der Verdauungs- und Harnorgane besteht, ohne dass von greifbaren pathologischen Veränderungen die Rede sein kann. In diesen Fällen tritt vor allem an den Arzt die Frage heran : wann muss in der Regel nach Laparotomieen Defäcation und Urinentleerung erwartet werden und darf der Arzt der Natur freien Spielraum lassen? Bevor wir jedoch diese Frage, welche von den verschiedensten Gelehrten auf sehr verschiedene Weise beantwortet worden ist, erörtern, wollen wir uns zu den am häufigsten vorkommenden Verdauungsstörungen, ihrer Prophylaxe und Behandlung wenden.

Besonders wichtig ist hier die Prophylaxe, welche schon vor der Operation beginnen muss. Es ist selbstverständlich und bedarf kaum näherer Begründung, dass der Gesundheitszustand der zu Operirenden ein — abgesehen von ihrem specifischen Leiden und etwaigen Compressionserscheinungen von Seiten der Blase und des Mastdarms — möglichst guter sein soll. Wenn schon durch allgemeine Schwäche, schlechte Ernährung u. s. w. des Patienten die Prognose für die Operation verschlechtert wird, so wird durch etwaige acute Krankheiten dieselbe für den Augenblick sogar contraindicirt. Zu diesen die Operation zeitweilig contraindicirenden Zuständen, die also erst beseitigt werden müssen, gehören vor allem die meisten Störungen der Verdauung und der Urinsecretion. Personen, die an Diarrhöen oder Verstopfung leiden, die zur Fäulniss neigende Stoffe aus dem Darm entleeren oder krankhaften Urin ausscheiden, müssen genau beobachtet und behandelt werden. Man untersucht daher vor allem bei den Patienten vor der Operation die fæces und den Urin; bei eiweiss- und eiterhaltigem Urin muss man entscheiden, ob er durch Veränderungen in der Niere oder der Blase bedingt ist, was durch die mikroskopische Untersuchung — bei Blasencatarrh findet man fast stets Stückchen vom Epithel der Blase — leicht gelingt. Existirt Cystitis, so muss erst diese beseitigt werden. Auch das Vorhandensein von Nierensteinen und Nierensand machte öfters eine wochenlange Lithionbehandlung und Darreichung von Vichywasser nötig. In Bezug auf den Darm ist man aus Gründen, die weiter unten näher entwickelt werden, zu einer typischen Behandlungsweise gekommen.

Acht Tage vor der Operation wird für täglichen Stuhlgang gesorgt; derselbe wird jedesmal genau angesehen, weil trotz häufiger Entleerung oft Retention alter Massen bestehen kann. 3 Tage vor der Operation wird durch Darreichung von Bismuth subnitric. mit Kali chloric. für Beschränkung der Gasebildung und Desinfection des Darms gesorgt. Zu gleicher Zeit besteht auch die Diät in den letzten 8 Tagen vor der Operation vorzugsweise aus flüssiger Nahrung und leichter Fleischkost, die einmal täglich gereicht wird. Ausdrücklich verpönt sind Schwarzbrod, Kartoffeln, Gemüse, fette Mehlspeisen und rohes Obst.

Da nach der Operation ausserordentlich häufig durch die Wirkung des Chloroforms Erbrechen eintritt, so hat man auch dies — und z. T. mit Erfolg — zu verhüten gesucht. Bei Personen, von denen man, sei es durch ihre eigene Angabe, sei es durch eigene Erfahrung bei der Untersuchung in der Chloroformnarkose wusste, dass sie das Chloroform schlecht vertrugen, wurde vor der Operation eine Einspritzung mit 0,01 Morph. gemacht und möglichst wenig Chloroform verabreicht, oder in anderen Fällen, wo es bekannt war, dass die Patienten Wein oder sonstige Spirituosen gewohnheitsmässig genossen hatten, wurde Glühwein gegeben und mit der Billroth'schen Mischung (3 Teile Chloroform auf 1 Teil Schwefeläther und 1 Teil absolut. Alkohol) narkotisirt. — Noggerath[1], der das Erbrechen nach der Operation unter allen Umständen für unangenehm und nicht unbedenklich hält, gab bei Ovariotomieen seinen Patienten 2 Tage vor der Operation je 4 gr. und am Morgen des Operationstages 2 gr. Bromkalium, dann nach der Operation 2 gr. Chloral per rectum, wodurch das Erbrechen völlig verhindert werden soll. Da von anderer Seite keine Untersuchungen hierüber vorliegen,

[1] The New York med. journal 1881, Nr. 2

so muss die Wirksamkeit dieses prophylaktischen Mittels wol noch dahingestellt hleiben.

Auch während der Operation und durch die Vervollkommnung der Technik derselben gelingt es, bis zu einem gewissen Grade, prophylaktisch zu wirken. Wie schon oben erwähnt, werden die Därme nicht selten mechanisch, chemisch und thermisch gereizt; man muss daher, wenn man gezwungen ist, Teile des Darms auf längere Zeit aus der Bauchhöhle herauszuziehen, dieselben, um das Reizungsstadium möglichst zu verringern, mit einem warmen feuchten Handtuch bedecken.

Durch die interaperitoneale Stielbehandlung bei Ovariotomieen gelingt es nun ferner, die so sehr gefährlichen Darmocclusionen teilweise zu verhüten. Die Fälle wenigstens, in denen die Occlusionen durch Einklemmung einer Darmschlinge zwischen den in die Bauchwunde eingelegten — also extraperitoneal behandelten — Stiel und die Bauchwand entsteht, sowie zweitens diejenigen, in denen eine Darmschlinge, gewöhnlich ein Teil der flexura iliaca, mit dem Stiele durch alte Adhäsionen oder durch teilweise intraligamentäre Entwicklung des Tumors verbunden war (vergl. Faber, diss. inaug., zur Operation intraligamentärer Ovarientumoren) und so die Occlusion bewirkt wurde, können durch die intraperitoneale Stielmethode mit Sicherheit verhütet werden. Bei völlig intraligamentären Tumoren besteht aber leider selbst bei der intraperitonealen Behandlung immer noch die Möglichkeit der Darmocclusion, da es nicht verhindert werden kann, dass die Vernähung der in den lig. lat. gemachten Wunde eine Darmknikung verursacht.

Ist die Operation vollendet, so muss man durch genaueste Regulirung der Diät Verdauungsstörungen zu verhüten suchen. Der Arzt hat dabei zwei Aufgaben zu lösen: eine möglichst wenig fæces bereitende Kost zu verabreichen und zu gleicher Zeit die durch ihre Leiden und die Operation bedeutend geschwächten Individuen durch die Diät zu stärken und zu erfrischen. Diese anscheinend nicht leicht in Einklang zu bringenden Aufgaben werden heute leicht in folgender Weise gelöst. In den ersten Tagen oder unter Umständen, so lange bis Stuhlgang erfolgt ist, wird nur flüssige Diät verabreicht; in den ersten 3 bis 4 Tagen Pfeffermünzthee, Vichywasser, Milch; bei Patienten, die an alkoholische Getränke gewöhnt sind, oder bei drohendem Collaps, empfehlen sich Cognac, Grog, Champagner. Später gibt man dann Weinsuppe, Fleischbrühe, Eier, Nestle'sches Kindermehl und Taubenbrühe. Vor Ende der ersten Woche wird selten feste Nahrung verabfolgt; zuerst dann leichtes Hühner- oder Taubenfleisch. Professor Rose in Berlin empfiehlt neuerdings [1]) die Patienten, so lange wie möglich, nur mit Milch zu ernähren, um so auf ein Paar Wochen jeden Stuhlgang zu verhüten. In der That hatten die Patienten, die derartig verpflegt wurden, erst am 19. bezw. 20. Tage. Stuhlgang Es ist aber klar, dass es sicher eine ganze Anzahl von Kranken gibt, die zu geschwächt sind, um bei einer derartigen Diät sich wieder in erwünschter Weise erholen zu können, und dass es auch für manche Fälle gewiss nicht unbedenklich ist, wenn man die Entleerung des Darms auf Wochen hinaus zu verhindern beabsichtigt. Allerdings würden für Rose die neuerdings von Prof. Küstner [2]) veröffentlichten Beobachtungen aus der Jenenser Klinik sprechen. Küstner beobachtete in 13 Fällen von Ovariotomien, in denen teils Fieber, teils normale Temperatur bestand, dass gleich nach der ersten Defäcation die Temperatur sank. Da er meint, für die Temperatursteigerung vor der Defäcation septische Ursachen

1 Deutsche Zeitschrift für Chirurgie. Bd. XIX. Ueber die Exstirpation gutartiger Bauchgewächse.

2 F. Küstner, Zur Kritik der Beziehungen zwischen Fäcalstase und Fieber. Zeitschrift für klin. Med. Bd. V, Heft 2.

völlig ausschliessen zu können, so nimmt er einen direkten Zusammenhang zwischen dem Fieber und der Fäcalstase an[1].) Küstner schreibt: „Da nun in den bei Weitem meisten Fällen die charakteristische Temperatursteigerung vor dem Acte der Defäcation erfolgte, unmittelbar nach demselben aber der normalen Höhe Platz machte, so konnte es wieder nicht der Act der Defäcation selbst sein, sondern demselben vorausgehende Vorgänge, also die successive oder plötzlich erfolgende Anfüllung der Ampulla recti mit Kothmassen. Eine solche liess sich nun in jedem Falle bei der Temperatursteigerung durch die Palpation feststellen, und zwar handelte es sich stets entsprechend der meist recht langen Retentio alvi, um die Ausfüllung der ampulla recti und des untersten Teiles des S. R. mit recht voluminösen Kothmengen. Diese Kothballen sind es, welche auf die frisch vereinigte Wunde am Ovariumstiel mechanisch einen Reiz ausüben, welcher hier ebenso, wie irgend ein mechanischer Insult an den Wunden der Körperoberfläche Fieberacerbation oder Fieber-

[1] Hr. Prof. Küstner hat späterhin auf der Naturforscherversammlung zu Eisenach (vgl. Archiv für Gynäkologie, Bd. XX, S. 322 ff.) das Zustandekommen dieses Fiebers folgendermassen zu erklären gesucht. Selbst bei nahezu ideal aseptischem Operationsverfahren würden geringe Mengen Sepsis erregender Körper gerade an die alsdann in den Bauch einzuschliessende Genitalwunde gebracht; für gewöhnlich wären sie so gering, dass sie ohne Fieber zu bewirken resorbirt werden könnten. Würden aber durch eine vorbeipassirende Kothsäule, welche die Wunde insultire, die septischen Körper in die Wunde gewissermassen einmassirt, so erzeugten selbst ganz geringe septische Mengen eine Temperaturerhöhung. — Dass in der That auf diese Weise möglicherweise Fieber erzeugt werden kann, soll nicht bestritten werden; denn undenkbar sind ja diese Möglichkeiten nicht, nur entziehen sie sich völlig unserer näheren Beobachtung und sind daher direkt schwer zu beweisen. Unwahrscheinlich sind sie aber deshalb, weil dann eigentlich bei einer Behandlungsweise, bei der vielfach nicht so genau auf die Verdauungsregulirung geachtet wird, ziemlich im Verlaufe jeder Laparotomie ähnliches Fieber auftreten müsste, was glücklicherweise doch nicht der Fall ist.

erregung zur Folge hat.“ Hätte Küstner Recht, so würde für die Therapie daraus folgen, was Rose verlangt. Man müsste, um die Bildung von Kothmassen auf lange Zeit — bis die Wunde so geschlossen ist, dass der Reiz der Kothballen nicht mehr schaden könnte — zu verhindern, die Patienten so lange wie möglich hungern lassen und ihnen höchstens flüssige Diät, Milch u. s. w. gestatten. Durch Küstner's Theorie wird nun aber erstens ein von ihm selbst mitgetheilter Fall, wo gerade nach der Defäcation die Temperatur anstieg, nicht erklärt und weiter bleibt es unklar, weshalb in so vielen Fällen, wo bei derselben Diät lange Zeit Fäcalstase bestand und sogar deutlich feste Kothballen gefühlt wurden, keine derartigen Erscheinungen auftraten. Vor allem aber können wir die Mehrzahl der Küstner'schen Fiebercurven für in keiner Beziehung beweisend ansehen. In der ersten Curve war die Temperatur am 8. Tage von 36,8 auf 37,6 gestiegen, sank dann wieder am 9. auf 37,0, stieg wieder bis 37,4 an und sank dann nach der Defäcation auf 36,4. Ein ähnliches Verhältniss bestand aber auch schon vorher; am 6. Tage war ebenfalls die Temperatur, aber ohne dass Defäcation eintrat, von 37,0 auf 36,4 gesunken und dann in ähnlicher Weise wieder angestiegen, wie das auch nach der Defäcation geschah. Noch weniger beweisend ist die 3. Curve; hier bestand schon seit dem 6. Tage eine Temperatur von 37,4 mit Remissionen bis zu 36,5 und 36,4; direkt vor der Defäcation ist die Temperatur 37,2, nachher am 10. Tage 36,4, am 11. Tage schon wieder 37,0.[1]) Wenn

1 Man könnte mir nun einwenden, dass doch wenigstens in einigen der Küstner'schen Curven, nach der Defäcation die Temperaturremission etwas bedeutender war, wie in den vorhergehenden Tagen. Einige Beobachtungen nun, die ich zum Teil an mir selbst, zum Teil an nicht fieberhaften und in Bezug auf ihre Verdauungsorgane ganz normalen Patientinnen der Strassburger gynäkologischen Klinik anstellte, bestimmen mich dazu, diese Erscheinung für eine ganz gewöhnliche, normale zu halten. In 12 Fällen

Küstner nun meint, dass diese Verhältnisse (nämlich die schon viele Tage vor der Defäcation vorhandne andauernde Temperaturerhöhung) dadurch erklärt werden, dass „die Fäcalmenge, welche noch über der Ampulla, also etwa im S. R. stagnirte, dauernd von der Operation an auf die frische Wunde drückte und so die Resorption der Wundsecrete beförderte", so ist damit zwar das Zustandekommen der Temperatursteigerung erklärt. nicht aber, wie auch ohne Defäcation Tag für Tag dieselben Remissionen erfolgen können, wie nach der Defäcation. Beweisend wären die Küstner'schen Curven nur dann, wenn entweder die Temperatur nach der Defäcation bedeutend niedriger wäre, als zur Zeit der gewöhnlichen Remissionen, oder vorher eine bedeutende Exacerbation mit geringen Remis sionen geherrscht hätte, oder wenigstens die Temperatur nach der Defäcation andauernd niedriger bliebe als vorher. In diesem Sinne können nur höchstens 5 von den Küstner'schen Curven als beweisend anerkannt werden, nämlich Curve II (Stieler), IV (Frische), V (Kœdiz), VII (Dittmann) und XI (Blau). Dass nun aus diesen 5 Curven, denen eine grosse Anzahl widersprechender mit Leichtigkeit gegenüberzustellen wären, nicht so weittragende Schlüsse gezogen werden dürfen, liegt auf der Hand. Wenn ja auch unzweifelhaft bei Lapa-

legte ich an mehreren Tagen, Morgens (8 Uhr), Mittags (2 Uhr) und Abends (6 Uhr) vor, direkt nach und circa 1 Stunde nach der Defäcation den betreffenden Personen das Thermometer ein. Die Messungen ergaben übereinstimmend — mit Ausnahme von einem Fall, wo am Abend 1 Stunde nach der Defäcation die Temperatur um 0,1° erhöht war, — dass zwar direkt nach der Defäcation (in Folge der Muskelarbeit) die Temperatur erhöht oder wenigstens gleich geblieben, eine Stunde nach der Defäcation aber stets um 0,1 bis zu 0,5° gesunken war; und zwar war der Temperaturabfall am bedeutendsten bei der Defäcation bald nach dem Mittagessen, geringer Morgens und Abends. Wenn ich auch für diese Thatsachen eine genügende physiologische Erklärung zu geben nicht im Stande bin, so stehe ich doch nicht an, da diese oben erwähnten Beobachtungen an den nach Constitution, Alter und Geschlecht verschiedensten Personen vorgenommen wurden, diese Erscheinung nicht für eine rein zufällige, sondern für eine normale, wahrscheinlich physiologisch begründete zu halten.

rotomirten, gerade so wie bei anderen Personen, durch zurückgehaltene, abnorm gährende Fäcalmassen fieberhafte Zustände erregt werden können, wenn speciell bei Wöchnerinnen diese Beobachtung nicht selten gemacht wurde, so glauben wir doch in Erwägung sowol der Erfahrungen anderer, als auch speciell der Strassburger gynäkologischen Klinik, dass diesen Momenten nur eine eingeschränkte Bedeutung zukommt.

Jedenfalls sind wir der Meinung, dass sich diese Zufälle durch die oben angegebene Prophylaxe fast völlig vermeiden lassen.

Wenden wir uns jetzt zur Behandlung der häufigsten Verdauungs- und Harnsecretionsstörungen.

Bald nach der vollendeten Operation pflegt bei den Operirten Uebelkeit und Erbrechen aufzutreten, das gewöhnlich eine Folge der Chloroformnarkose ist. Bei nicht zu langer Dauer und geringer Heftigkeit desselben ist es besser, jeden therapeutischen Eingriff zu unterlassen. Dauert jedoch das Erbrechen längere Zeit an, ist es sehr heftig und erschütternd, so ist es nötig, dasselbe zu bekämpfen, da einerseits die Peristaltik der Därme zu sehr durch dasselbe angeregt wird, andererseits durch die mechanische Erschütterung der Bauchdecken und das dadurch bedingte Nachsickern von Blut eine völlig reactionslose Heilung der Wunde verhindert werden kann und die mechanische Reizung des Stiels die Gefahren der Abstreifung von Ligaturen mit nachfolgender Blutung leicht hervorbringt. Ebenso können, wenn viel Adhäsionen zu lösen waren, durch die heftigen Bewegungen der Bauchdecken gefährliche Blutungen in der Bauchhöhle entstehen. Es ist dann unbedingt geboten, den Patienten auf 1 bis 2 Tage womöglich jedes Getränk zu entziehen, selbst bei grossem Durste derselben darf keine Ausnahme gemacht werden. Man applicire dann Clysmata von lauem Wasser, die den

Durst gut löschen[1]), ausserdem thun Eispillen, falls sie keinen Hustenreiz ausüben, gute Wirkung. Kaltenbach[2]) empfiehlt bei länger als 18 Stunden andauerndem Erbrechen und Würgen Morphiuminjectionen in Verbindung mit 0,001 Atropin. Kœberle[3]) wandte bei anhaltendem Erbrechen und sehr starker Flatulenz und Dilatation des Magens mit Erfolg in verschiedenen Fällen die Magenpumpe an. Auch auf der hiesigen gynäkologischen Klinik wurden[4]) mit der Magenpumpe vorübergehend sehr gute Erfolge erzielt.

Dass durch die Operation — abgesehen von der Wirkung durch das Chloroform — eine besondere Ursache für Brechneigung gegeben wird, muss wol angenommen werden. Denn ebenso wie bei entzündlichen Reizungen des Peritoneum Brechacte ausgelöst werden, muss auch durch mechanische, chemische und thermische Reize, denen Peritoneum und Därme bei der Operation stets mehr oder weniger ausgesetzt sind, eine indirekte Erregung des Brechcentrums stattfinden. Sicher ist dies der Fall, wenn die später zu besprechende Complication der Darmknickung oder Darmstenose eintritt. Dabei wird durch das Einströmen des Darminhalts in den Magen und durch die Dehnung des enorm gefüllten Dünndarms direkt der Brechact ausgelöst[5]. Sehr häufig jedoch ist das Brechen nur durch die Chloroformnarkose hervorgebracht.

Eine ebenfalls sehr häufig nach Laparotomieen eintretende Erscheinung ist die in den ersten Tagen besonders lästige Flatulenz und der sich mitunter bis zur Tympanites steigernde Meteorismus. Da in den vor der Operation völlig und gründ-

1 R. Olshausen, Die Krankheiten der Ovarien.

2 Hegar u. Kaltenbach, Die operative Gynäkologie, S. 274.

3 Archives de Toxicologie 1876.

4 Faber, Zur Operation intraligamentärer Ovarientumoren. Diss. inaug.

5 Vgl. Cohnheim, Vorlesungen über allgemeine Pathologie, Bd. II, S. 149.

lich entleerten Därmen die Peristaltik nur langsam vor sich geht, und so die Fäcalmassen eine Zeit lang stagniren, während die Gase nicht in normaler Weise resorbirt werden können, bewirkt die Flatulenz nicht selten kolikartige Anfälle. Der Leib treibt sich allmählich auf, „besonders wenn bei dem ungewohnten Trinken in Rückenlage viel Luft mitgeschluckt wird[1].“ Sobald aber Blähungen abgegangen sind, nehmen diese Erscheinungen schnell ab. Auch bei diesen Fällen ist nur unter bestimmten Umständen eine Behandlung indicirt. Der Abgang von Blähungen, der die Durchgängigkeit des Darms beweist und deshalb sorgfältig beobachtet werden muss, pflegt selten vor dem 3ten, häufig aber auch erst am 5ten Tage einzutreten[2]. Bis dahin muss der Arzt also, wenn sonst keine Erscheinungen von Darmstenose vorliegen, mit dem therapeutischen Eingriff zögern, und auch dann sind, wie unten noch näher ausgeführt werden soll, alle die Peristaltik anregenden Mittel, wie ol. chamomillæ æth. und Aether, oder Terpentinclystiere zunächst noch entschieden zu vermeiden. Es empfiehlt sich dann nach Kaltenbach[3] das Einlegen eines elastischen oder Zinnrohres in den Mastdarm, wodurch das Flatulenzstadium nicht unwesentlich verkürzt werden soll.

Der Meteorismus allein kann in verzweifelten Fällen, wenn Terpentinclystiere und ähnliche Mittel erfolglos geblieben sind, die Punction des Darms mit ganz feinen Canülen indiciren.

Olshausen[4] teilt einen Fall von Schatz mit, wo

1 Hegar und Kaltenbach, l. c., S. 275.

2 Ich füge eine Tabelle an, welche eine Uebersicht gibt über die Verdauungsverhältnisse bei 23 Laparotomieen, die seit meinem Aufenthalte in Strassburg (1883) von Hrn. Prof. Freund ausgeführt wurden. Zugleich gebe ich mit Rücksicht auf die Küstner'sche Arbeit die entsprechenden Temperaturcurven.

3 Hegar und Kaltenbach. l. c., S. 275.

4 l. c., S. 363.

nach 3 Tagen wegen hochgradiger Tympanites, die mit starken Schmerzen, häufigem Erbrechen, Singultus und Collaps verbunden war, eine zweimalige Punction des Darmes vermittelst einer Pravaz'schen Spritze vorgenommen und so die Gase entleert wurden.

Ausser den durch Blähung bedingten Darmkoliken können solche eintreten, welche durch den operativen Eingriff direkt bedingt sind. Dies ist vornehmlich der Fall, wenn ausgedehnte Adhäsionen zu lösen waren. Dass übrigens auch ohne dieselben langwierige Koliken auftreten können, beweist ein von Olshausen[1] operirter Fall, wo nach Exstirpation eines nicht adhärenten grossen Myxoidkystoms, wochenlange, mit schmerzhafter Contraction der Blase und des sphincter ani verbundene Koliken eintraten, die sogar 6 Wochen nach der Operation noch nicht aufgehört hätten.

Aehnliche Erscheinungen, wie die Darmkoliken, bringt die beginnende Darmocclusion hervor; schwerere gesellen sich erst später hinzu. Dieses glücklicherweise nicht gerade häufig eintretende Ereigniss ist von sehr grosser Wichtigkeit, da es einerseits eine sehr üble Prognose bietet, anderseits grosse Schwierigkeiten in der Diagnose erzeugen kann. Gerade wegen der Differentialdiagnose zwischen Darmocclusion und einfachen Darmkoliken ist die oben aufgeworfene Frage, wann in der Regel Defäcation nach der Laparotomie einzutreten hat, von grosser Bedeutung, weil eine Verwechselung beider Zustände von den schlimmsten Folgen für die Operirten sein kann. Die Symptome bei der Darmocclusion bestehen in heftigem Erbrechen, Meteorismus, quälender Flatulenz und Fieber; Erscheinungen, die bei Darmkoliken mit nebenher bestehender Peritonitis ebensowenig fehlen. Durchaus nicht immer treten die Erscheinungen des Kothbrechens auf, welche sichere Anhalts-

[1] R. Olshausen, l. c, S. 343.

punkte für die Diagnose bieten könnten. Die Darmocclusion ist daher besonders in den ersten 10 Tagen nach der Operation sehr schwer zu diagnosticiren, weil, wie unten näher nachgewiesen wird, nicht selten auch bei völliger Durchgängigkeit des Darmes schwere Obstipationserscheinungen bis zu dieser Zeit andauern. Leichter ist die Diagnose, wenn nach anfänglich gutem Verlauf, plötzlich und zunächst ohne Fieber in späterer Zeit die Incarcerationserscheinungen auftreten.

Die Behandlung besteht in der Wiedereröffnung der Bauchwunde und Entfernung der Ursache der Einklemmung. Nach Olshausen[1] sind es hauptsächlich zwei Ereignisse, welche die Incarceration bedingen : entweder klemmt sich die Darmschlinge zwischen den in die Bauchwunde eingelegten Stiel und die Bauchwand ein, oder es findet durch eine am Darm gebildete Adhäsion eine Knickung des Darms und so Occlusion statt. Von weiteren Ursachen werden noch die Achsendrehung freier Darmschlingen durch Schrumpfung und Verkürzung des Mesenteriums[2] und die durch den Arzt verschuldete Vernähung einer Darmschlinge angeführt. Letztere Ursache, sowie Knickungen des Darms durch engbegrenzte Verlöthungen, bieten bei rechtzeitigem Eingreifen noch die günstigste Prognose ; in anderen Fällen treten selbst nach Lösung der Adhäsionen bald wieder Verwachsungen ein, welche dann den letalen Ausgang herbeiführen. Ist die Darmocclusion nicht rechtzeitig erkannt worden, so tritt gewöhnlich unter Collapserscheinungen der Tod ein oder es kommt zur Bildung einer Darmfistel, wenn über der verengten Darmstelle Perforation erfolgte.

Zu den seltensten Darmerscheinungen, die nach Laparotomieen eintreten, gehören die Diarrhöen. Unter 131 von

[1] l. c., S. 363.

[2] Sp. Wells, Die Krankheiten der Ovarien, übers. vou Küchenmeister.

Spencer Wells[1] Operirten trat nur bei 4 Patienten Diarrhöe auf, wovon bei 2 Patientinnen nur vorübergehend. In den beiden anderen Fällen, wo trotz reichlicher Darreichungen von Opium mucöse Diarrhöen fortbestanden, trat nach 8, bezw. 29 Tagen der Tod ein. Die Section ergab, dass in beiden Fällen die Dünndarmschlingen fest mit einander verklebt waren; im zweiten Falle bestanden ausserdem starke Adhäsionen zwischen Därmen und vorderer Bauchwand; zwischen den einzelnen Schlingen hatte sich in Abständen Eiter gesammelt und eine grosse Anzahl kleiner umschriebener Abscesse gebildet[2]. Es bestand also im letztern Fall eine Pyohämie, während im ersten aus dem Sectionsprotokoll dies nicht mit Sicherheit geschlossen werden kann. Ueberhaupt künden sich Sepsis und Pyohämie sehr häufig durch Diarrhöen an, welche lange andauern und mit Erbrechen verknüpft sind. Gerade deshalb sind sie von besonderem diagnostischem und therapeutischem Interesse; der Arzt muss stets, wenn nach Laparotomieen Diarrhöen eintreten, an septische Infection denken und, wenn er dieselben nicht anders erklären kann, demgemäss behandeln. Er muss aber ebenso sich völlig bewusst sein, dass es sich — allerdings nur selten — auch nur um eine einfache Enteritis catarrhalis handeln kann. Er kann auch hier durchaus nicht schematisch eine unter allen Umständen die Diarrhöe bekämpfende Therapie einschlagen. Selbst wenn gleich in den ersten Tagen nach der Operation, wo ja jede Defäcation unerwünscht ist, Diarrhöe eintritt, muss er sich die Gründe dafür klar zu machen suchen und dann die Behandlung einleiten. Ungemein charakteristisch hierfür ist der folgende Fall, den ich in der geburtshülflich-gynäkologischen Klinik zu Strassburg (Herr Professor Dr. Freund) zu beobachten Gelegenheit hatte.

[1] l. c.

[2] l. c., S. 272.

Fräulein E. G. aus Weissenburg, Lehrerin, 34 Jahr alt, mit gleichgiltiger Familienanamnese, sonst stets gesund, erkrankte vor 2 Jahren an heftigen Erbrechen mit abwechselnder Verstopfung und Durchfall; zugleich bestanden Menstruationsbeschwerden und Auftreibung des Leibes. Bis vor 14 Tagen war sie ganz gesund, wo nach einer Erkältung die Periode ausblieb und der Leib so dick wurde, dass sie kein Corsett mehr tragen konnte. Erst vor 14 Tagen traten Schmerzhaftigkeit in der rechten Unterbauchgegend, sowie starke Blähungen auf. Erste Regeln mit 15 Jahren, von mehrtägiger Dauer, geringem Blutabgang und dreiwöchentlicher Wiederkehr. Vor 6 Jahren wurden sie unregelmässig alle 5 bis 6 Wochen wiederkehrend und 2 bis 3 Tage dauernd. Seit 4 Jahren wiederholen sie sich alle 14 Tage und dauern 5 Tage. Im letzten Winter wird viel Blut verloren; die Regeln kehren nur alle 6 Wochen wieder. Letzte Regeln vor 7 Wochen. Schmerzhaftigkeit bestand nicht.

Patientin will stets einen dicken Leib gehabt haben; seit 2 Jahren, und besonders seit Januar 1883 nahm sie eine bedeutende Dickenzunahme des Leibes wahr, die jedoch nach Fortlassung von Ausspülungen, die Patientin gegen fluor albus gebrauchte, wieder verschwand. Seit 7 Wochen nahm der Leib wieder bedeutend an Dicke zu. In Folge davon bestand ein Gefühl von Engigkeit auf der Brust, während sonst das Allgemeinbefinden (Appetit, Stuhl- und Harnentleerung) gut war.

Status (5. Juni). Etwas blass aussehende, doch gut genährte Person mit wohl entwickeltem Panniculus und mässig starker Muskulatur. Weder Oedem noch Drüsenanschwellungen. Die Zunge leicht belegt und feucht, Urin nicht eiweisshaltig.

Herz und Lungen normal. Das Zwerchfell rechts bis zur 5ten Rippe in die Höhe gedrängt. Da ferner über dem Abdomen überall absolut dumpfer Schall wahrnehmbar — nur rechts und links in den Lumben, sowie im linken Hypochondrium ist Darmschall — und die Leberdämpfung nach unten uno tenore in den absolut dumpfen Schall übergeht, so kann mit Sicherheit die Diagnose auf einen Tumor gestellt werden. Beim Abheben der sehr prall gespannten Bauchdecken ist deutliche cystische Beschaffenheit der Tumorwandung durchzufühlen. Dabei wird grosswellige Fluctuation constatirt. Die Blase ist nicht vom Tumor in die Höhe gezogen.

Um 1/2 9 Uhr wird Patientin 2 Querfinger unterhalb des Nabels punctirt, wobei 5 1/2 Liter einer braunroten, nicht fadenziehenden, leicht trüben Flüssigkeit entfernt werden. Dieselbe enthält viel Eiweiss und, wie sich bei der mikroskopischen Untersuchung ergibt, fast nur rote Blutkörperchen. In einigen Präparaten werden auch 2-3 Granulationszellen, Pigmentschollen und granulirte Schollen, jedoch keine charakterischen Epithelien gefunden.

Am Tage nach der Punction traten Abends die Menses ein. Patientin befindet sich wol. Bei der am 14. Juni vorgenommenen äusseren Untersuchung erscheint die Geschwulst glatt, verschieblich, grossfluctuirend und ohne harte Stellen. Sie grenzt in der Mamillarlinie rechts bis zum Rippenbogen. Tympanitischer Schall ist links bis zur spina ant. sup., links oben 2 Querfinger unter dem Rippenrand, median oben 4 Querfinger; rechts bis zur Axillarlinie. Auf dem übrigen Teil des Bauches ist Dämpfung vorhanden.

Innere Untersuchung in der Chloroformnarkose. — Der uterus ist klein, antecurvirt, liegt ganz nach rechts und ist gegen den Tumor etwas beweglich. Da von seiner linken Kante ein grosser breiter Stiel auf den glatten Tumor übergeht, so erscheint die Existenz eines intraligamentären, linksseitigen Ovarialtumors wahrscheinlich. Das rechte Ovarium wird bei der Untersuchung per rectum deutlich gefühlt, während das linke nicht wahrnehmbar ist. Die

Blase ist in der Medianlinie nur ganz wenig in die Höhe gezogen, die Symphyse um Fingerbreite überragend, seitlich in zwei weite Zipfel ausgezogen; weicht links weiter nach aussen als rechts.

Die Narkose wird gut, ohne Erbrechen überstanden. Da Patientin von dem stark gewachsenen Tumor sehr belästigt wird, so erscheint die Operation indicirt.

Nachdem in den letzten Tagen auf Darreichung von pulv. cur. sowie bismuth. subnitr. reichliche Stuhlentleerungen erfolgt waren, schritt Herr Prof. Freund am 21. Juni morgens 9 Uhr zur Ovariotomie. Nach Desinfection der Bauchdecken wird der gewöhnliche Schnitt in der linea alba vom Nabel bis halbwegs zur Symphyse geführt und bald nach oben links, den Nabel umgehend, erweitert. Wenig Unterbindungen. Das Peritoneum wird eröffnet, im untern Wundwinkel an die Haut festgenäht und der Tumor dann punctirt. Zwischen demselben und dem kurzen Netz bestehen etwa in der Ausdehnung von einer Handtellerfläche leichte Verklebungen — keine Verwachsungen, — welche leicht durch Abziehen des Tumors von dem dicht an ihm gefassten Netz getrennt werden. Geringe Blutung. Das Netz wird in ein warmes Handtuch gehüllt, aus dem oberen Wundwinkel herausgeleitet und auf die Bauchdecken ausgebreitet hingelegt. Der jetzt überall freie Tumor wird bequem erweitert. Der Stiel, welcher vom Uterus gut isolirt, also nicht intraligamentär entwickelt ist, wird unterbunden, die Cyste abgetragen und der Stumpf mit dem Paquelin verkürzt. Da es noch etwas blutet, wird der Stiel unterhalb der ersten Unterbindung noch einmal mit doppeltem Stielfaden und Verankerung unterbunden und hierüber ein anderer Stielfaden einfach um den ganzen Stumpf zusammengeschnürt. Hierauf wird der Stumpf versenkt. Nachdem noch einige leicht blutende Stellen des Netzes teils umstochen, teils unterbunden sind, wird auch dieses versenkt.

Die Toilette der Bauchhöhle nimmt nur wenig Zeit in Anspruch. Schwierigkeit verursachen nur Umstechungen von blutenden Stellen des parietalen Peritonealblattes, welches dicht am Leberrand mit dem Netz einige flächenhafte Verklebungen eingegangen war, da die dicken Bauchdecken nur unvollkommen umgekrämpelt werden können. Nachdem der letzte Schwamm, welcher noch viel serösblutige Flüssigkeit enthält, aus der Bauchhöhle entfernt ist, beginnt die Bauchnaht. Nach geschlossener Naht wird etwas Jodoform aufgepulvert. Verband wie gewöhnlich.

Die von Herrn Prof. von Recklinghausen vorgenommene pathalogisch-anatomische Untersuchung des tumors ergibt stellenweis sehr verdickte, bindegewebige Wandungen, von teilweise poröser Beschaffenheit, Reste von Septen als Leisten auf der Innenwand. Es befinden sich auf den Wandungen Zellenreihen, aber keine Epithelien, wie bei Cysten. Das Ganze ist ein Fibroadenoma ovarii mit einer mächtigen apoplectischen Cyste, so dass die Wandung für ein Fibrom sehr dünn geworden ist.

Patientin, welche nicht viel Chloroform gebraucht und eine gute Narkose gehabt hatte, bekam Nachmittags wegen Schmerzen in der Wunde ein Opiumzäpfchen, das Linderung brachte. Wenig Durst. Weder Würgen noch Erbrechen. — Pfeffermünzthee; Vichywasser, 22. Juni. Auf 0,01 morph. guter Schlaf. Auch heute keine Erbrechen oder Brechneigung, jedoch mehr Durst. Urin stets spontan gelassen.. Nach Darreichung von kaltem Pfeffermünzthee treten quälende Blähungen auf. Patientin erbricht dunkle, flüssige — vom Thee stammende — Massen. Eine Stunde darauf nochmals Erbrechen. 23. Juni, trotz 0,01 morph., wenig Schlaf; Patientin von den abgehenden Winden gequält; mehrere Male hat Patientin dünne, fäculente, enorm stinkende Stühle in's Bett gehen lassen. Danach fühlt sie sich etwas besser, wenn auch noch sehr matt. Puls klein, 120, jedoch Gesichtsausdruck nicht ängstlich. Der Leib ist zwar etwas aufgetrieben, aber weich und nicht schmerzhaft; ebenso verursachen tiefe Respirationen keinen Schmerz. Das Erbrechen hat ganz aufgehört. — Temperatur 38,7. Verbandwechsel wegen Beschmutzung durch den Stuhlgang. — Heisser Thee wird gern genommen; gegen den starken Durst werden Eisstückchen verabreicht. Opiumzäpfchen bringt etwas Ruhe.

Nachmittags ist die Temperatur nach vorübergehendem Sinken wieder 38,7; der Puls voller und weniger frequent, 106. Patientin fühlt sich relativ munter; hat vorübergehend heftiges Kollern im Leibe, verbunden mit Schmerzen in der Wunde. Cognac mit Wasser beruhigen den Leib. Abends wird Weinsuppe genommen. Um 8 Uhr, 37,9. Im Laufe des Nachmittags 4 mal dünner Stuhlgang.

24. Juni. Auf 0,01 Morph. gute Nacht. Patientin fühlt sich besser. Heute früh dünner Stuhl. Im Laufe des Tages noch 2-3 mal. Leibschmerzen, die auf Abgang von vielen Blähungen schwinden. Mittags wird Weinsuppe, und den Tag über russischer Thee mit viel Milch mit grossem Appetit genommen. Das Allgemeinbefinden ist durchaus gut, Aussehen und Puls haben sich besonders gebessert; letzterer ist voller, kräftiger und langsamer geworden. (7 Uhr Abends nur 88) Die einzige Klage der Patientin ist starker Durst. Die Zunge neigt aber zur Trockenheit. Cognac mit Wasser wird am liebsten genommen. Am Abend nochmals dünner Stuhlgang.

25. Juni. In der Nacht traten die Regeln ein; profus. Patientin fühlt sich wohl, schwitzt stark; am liebsten nimmt sie Weinsuppe, sonst noch Milch und Nestle'sches Kindermehl. Verbandwechsel, wegen Beschmutzung. Viel Schlaf den Tag über. Seitdem ist der Verlauf durchaus normal; nur am 27sten traten nochmals Flatulenz und heftige Koliken auf. Nach Ein-

lauf von Camillenthee gehen viele Flatus, aber nur ein hartes Fäcalbröckelchen ab.

Patientin befand sich dann bald so wohl, dass sie am 2. Juli zu anderen Patientinnen gelegt werden konnte. Am 4. Juli jedoch trat eine Verschlimmerung des Zustandes ein, nachdem zum ersten Male das Morphium fortgelassen war. Patientin schlief schlecht und erbrach nach Herausnahme der letzten Drähte aus der prima intentione geheilten Wunde, erst rothweingefärbte, dann rein gallige Massen. Patientin hatte nur Thee mit Milch und etwas kalten Rothwein genossen. Sie beschuldigt mit Bestimmtheit für das Erbrechen den kalten Wein. Cerium oxalicum und Eispillen helfen nichts, erst auf 0,01 Morph. hört das Erbrechen auf. Nur Abends 10 Uhr trat noch einmal Erbrechen ein. Auf Camillenklystier erfolgte einmal Stuhlgang.

5. Juli. Erbrechen und Brechneigung haben ganz aufgehört. In der Nacht kein Schlaf. Flatus gehen nicht ab. Diät: Thee mit Milch — Weinsuppe — Fastensuppe — Saturation von Natr. bicarb. und succ. citr. viel Vichywasser. Nachmittags: Nach der Saturation Erbrechen. Temperatur 39,9. Puls klein; Gesicht etwas eingefallen. Patientin klagt über unerträgliche Schmerzen im Leib und jammert wie bei Koliken. Der Leib ist selbst bei tiefen Inspirationen nicht empfindlich. In der Gegend oberhalb des oberen Wundwinkels sind deutlich härtere Partien (kothgefülltes Colon transversum) fühlbar. Aus der ampulla recti werden harte Kothbröckelchen manuell entfernt. Einlauf von Oel mit Camillenthee, warme Breiumschläge auf den Leib.

Abends tritt Besserung ein, nachdem auf reichliches Trinken von Pfeffermünzthee, viele Flatus abgegangen sind. 0,01 Morph.

6. Juli. Bedeutende Besserung; guter Schlaf. Leib zwar noch aufgetrieben, aber unempfindlich. Zunge feucht. Vichy-

wasser und Thee hat Patientin bei sich behalten. Klystier ist ohne Koth wieder abgegangen, Kothbröckelchen mit dem Finger aus dem rectum entfernt. Ord.: Breiumschläge, Pfeffermünzthee mit Milch, Fleischbrühe, einmal Weinsuppe. Vichywasser.

7. und 8. Juli geht es viel besser. Flatus gehen gut ab; ein am 8. gegebenes Camillentheeklystier geht fäcalgefärbt, aber ohne geformte Massen wieder ab. Guter Schlaf auf Morph.

9. Juli. Schlechter Schlaf; wieder Schmerz in der Magengegend; Morgens und Mittags je 1 Löffel Ol. Ricin. in Pfeffermünzthee; darauf wird um 3 Uhr Thee mit Oel und etwas Galle erbrochen. Die Schmerzen in der Magengegend dauern an.

10. Juli. Patientin hat besser geschlafen. Das Erbrechen und die Schmerzen in der Magengegend haben völlig aufgehört. Patientin fühlt sich wohl und ist in bester Reconvalescenz.

11. Juli. Patientin zum ersten Male auf dem chaise-longue. Wohlbefinden, Appetit gut.

13. Juli. Patientin macht zum ersten Male Gehversuche; gestern auf pulv. liquirit. comp. reichlicher Stuhl.

15. Juli auf Ol. Ric. reichlicher Stuhlgang.

19. Juli. Patientin entlassen. Bauchwunde in schönster prima intentione geheilt. Flanellverband. Wohlbefinden. Patientin kann gut gehen.

Nach 2 Monaten stellte sich die Patientin wieder vor; sie erfreut sich des besten Wohlbefindens und sieht frisch und gesund aus.

Der vorliegende, ausführlich dargelegte Fall ist gerade in Bezug auf das Thema der Regulirung der Verdauung von hohem Interesse. Man hätte anfangs, im Hinblick auf die Diarrhöen, an Septicämie denken hönnen; doch hätte man bald davon zurückkommen müssen, weil alle übrigen Erscheinungen von Sepsis fehlten. Das Fieber war, wie die Vergleichung umstehender Fiebercurve mit der bei Septicämie gewöhnlichen ergibt, durchaus von anderem Charakter als bei Septicämie. Ebenso boten auch der Puls, Hautfarbe und Zunge durchaus nicht die Characteristica des septischen Fiebers dar; der Puls war zwar etwas frequent, aber nicht zusammengezogen und bedeutend beschleunigt; die Zunge war feucht, nicht trocken und dunkelrot, wie bei Sepsis; die Hautfarbe nicht von jener fahlen, lividen Beschaffenheit, die dem erfahrenen Arzte oft schon beim blossen Anblicke den Verdacht auf Septicämie erregt. Da man so bald jeden Argwohn auf septische Infection fallen lassen musste und auch etwaiger Verdacht auf Peritonitis — bei der ja ausserdem viel häufiger Obstruction als Durchfall vorkommt — mit Sicherheit ausgeschlossen werden konnte, so blieb nur noch die Vermutung übrig, dass es sich um einen durch Reizung der Därme mittelst alter Kothmassen hervorgerufenen Darmcatarrh handele. In der That ergab es sich dann, dass Patientin in den beiden letzten Tagen vor der Operation eine grosse Menge reizender und schwer verdaulicher Speisen, die sie sich mit Hilfe anderer Patientinnen zu verschaffen gewusst, zu sich genommen hatte. Die Diarrhöe war also nur die catarrhalische, natürliche und für den Krankheitsverlauf günstige Reaction des Darms auf die kurz vorher stattgehabte Ueberfüllung. Es wäre daher eine die Diarrhöe bekämpfende Behandlung in diesem Falle völlig verfehlt und schädlich gewesen. Im Gegenteil hätte man, wenn der Darm mit der Ausscheidung der Ingesta gezögert hätte, mit geeigneten Mitteln diese Ausscheidung befördern müssen. Da aber hier die Function des Darmes prompt eintrat, so konnte es sich nur darum handeln, dieselbe zu unterhalten, eine möglichst wenig fæces bereitende Kost zu verordnen und für Linderung der Schmerzen zu sorgen. — Dass in anderen Fällen wieder im Gegenteil die Diarrhöe bekämpft werden muss, ist klar. Denn jedenfalls sind Durchfälle anderen Ursprungs, besonders wenn sie längere Zeit andauern, unter

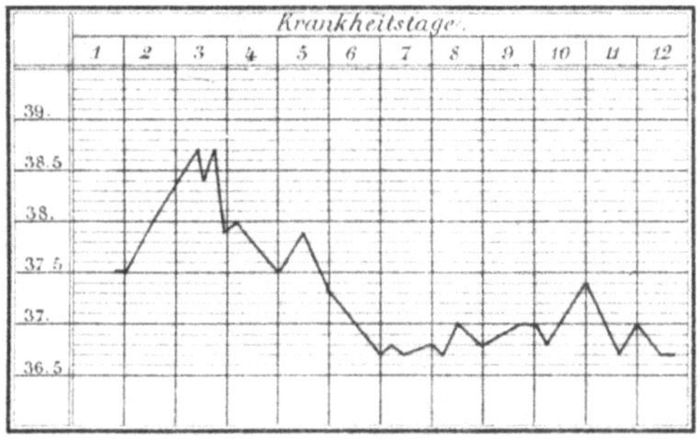

Fiebercurve bei Durchfall nach Ovariotomie. *Frl. E G*

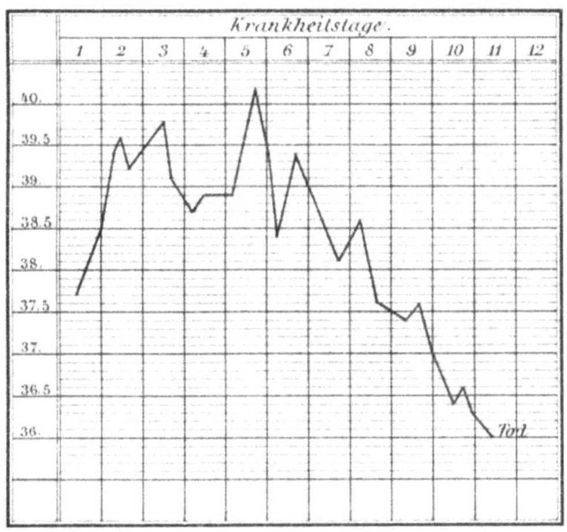

Fiebercurve bei Septhämie nach Exstirpation eines colossalen Lipoms zwischen den Oberschenkelmuskeln Tod.
Nach Billroth, *die allgemeine chirurgische Pathologie u. Therapie.*

keinen Umständen unbedenklich, da die heftige Peristaltik der Därme nach Laparotomieen[1] an sich unerwünscht ist und ferner der Verlust an Nährsäften, der durch die Diarrhöe erzeugt wird, von den ohnehin schon durch die Operation geschwächten Patienten nicht ohne Schaden ertragen werden kann. Aus diesen Gründen muss dann, wenn eben keine Ursachen vorliegen, welche die Diarrhöe als erwünscht erscheinen lassen könnten, dieselbe energisch bekämpft werden.

Während Diarrhöen nach Laparotomieen doch nur verhältnissmässig selten auftreten, ist die Erscheinung der Blasencatarrhe weit häufiger. In den ersten 24 Stunden nach der Operation wird gewöhnlich nicht spontan Urin entleert. Die Patienten sind erstens nicht daran gewöhnt im Liegen das Wasser zu lassen, andererseits scheuen sie sich wegen der Schmerzhaftigkeit der Action, die Bauchpresse selbst gehörig in Bewegung zu setzen; endlich befindet sich die Blase, die fast immer durch den tumor gezerrt oder comprimirt wurde, jetzt unter ganz anderen Bedingungen, an die sie sich erst gewöhnen muss. Es müssen daher die Patienten, so oft sie Drang empfinden oder sonst wenigstens 2—3 mal am Tage katheterisirt werden. Dabei treten nun, selbst bei sorgfältigster Desinfection des Katheters, nach länger fortgesetztem Katheterisiren häufig Blasenkatarrhe auf. Namentlich bei Frauen ist es nämlich nicht immer zu vermeiden, dass Vaginalschleim durch den Katheter in die Harnröhre eingeführt wird; und ebenfalls wird der Eintritt von Luft und mit dieser von anderen Zersetzung erregenden Stoffen nur selten gänzlich verhindert. Die hierdurch hervorgerufenen Blasencatarrhe verlangen

[1] Auch bei anderen Operationen, bei denen Verletzung des Peritoneum vorkommt, so namentlich bei Totalexstirpation des uterus von der Scheide aus kommen Diarrhöen, ohne dass auch nur Spur von Sepsis vorhanden ist, nicht selten vor. Einen dafür charakteristischen Fall führe ich daher auf meiner Tabelle an.

jedoch meistens kein therapeutisches Eingreifen, da sie gewöhnlich nach Aufhören des Katheterisirens von selbst verschwinden und auch nur selten heftigere Beschwerden verursachen. Jedoch ist es daher geboten, nie länger als absolut nötig zu katheterisiren. In den meisten Fällen kann man nach 2 bis 6 Tagen den Gebrauch des Katheters unterlassen.

Wir kämen nun jetzt zu der Beantwortung der oben aufgeworfenen Frage, wann in der Regel Stuhlgang nach Laparotomieen spontan eintritt. Kaltenbach [1] ist der Meinung, dass bei wenig fæces bereitender Kost selten vor dem 8ten Tage Stuhlgang eintritt, dass man aber nach dieser Zeit durch Abführmittel für Stuhlgang sorgen solle. Eine von mir aus 158 Fällen von Spencer Wells [2], von Lumniczer [3], Johannowsky [4], Reuss [5], v. Mosettig-Morhoff [6], Fehling [7], Martin [8], Küstner [9], Rose [10], Freund [11] (44 Fälle) u. A. zusammengestellte Statistik ergab folgendes:

Vor dem 9ten Tage erfolgte Stuhlgang spontan in 32 Fällen, davon nur in 10 vor dem 6ten Tage. Auf Abführmittel oder Klystiere erfolgte vor dem 9ten Tage in 33 Fällen Stuhl und zwar nur in 10 Fällen vor dem 6ten Tage. In allen

[1] l. c., S. 276.

[2] Sp. Wells, Krankheit der Ovarien, übers. v. Küchenmeister.

[3] Vortrag, gehalt. i. d. kgl. Gesellschaft der Aerzte Orooschetilap. 1879.

[4] Prager medizin. Wochenschrift 1880.

[5] Archiv für Gynäkologie, Bd. 17, S. 110 ff.

[6] Wiener medizin. Wochenschrift 1881.

[7] Archiv für Gynäkologie, Bd. 17, S. 338 ff.

[8] Berliner klinische Wochenschrift 1883.

[9] Zur Kritik der Bezeichnungen zwischen Fäcalstase und Fieber.

[10] Ueber die Exstirpation gutartiger Bauchgewächse. Deutsche Zeitschrift für Chirurgie, Bd. 19.

[11] Hr. Prof. Freund war so freundlich, mir die Krankengeschichten der gynäkolog. Klinik zur Disposition zu stellen.

übrigen 93 Fällen erfolgte der Stuhlgang teils spontan, teils auf Abführmittel oder Klystiere am 9ten Tage oder später; in einem Falle von Spencer Wells[1] am 14ten, in einem von Kuhn[2] (Freund'sche Operation) am 15ten, einem von Hegar[3] am 16ten und endlich in zwei Fällen von Rose[4] sogar erst am 19ten bezw. 20sten Tage nach der Operation. Lumniczer[5] fand, dass unter 20 Ovariotomirten nur bei zweien — einer am 3ten, der andern am 6ten — vor dem 9ten Tage Stuhlgang stattfand; bei den übrigen erfolgte am 9., 10. und 14ten Tage die erste Defäcation. Küstner[6] gibt an, dass bei den Ovariotomirten in der Jenenser Klinik die erste Defäcation am 4. bis 15ten Tage nach der Operation zu erfolgen pflegte. Er bemerkt dazu: „er (der Stuhlgang) erfolgte um so später, je besser es gelang vor der Operation den Dickdarm völlig zu entleeren; um so früher, je weiter man hinter diesem Ziel zurückblieb.“ Aus diesen Bemerkungen, wie auch wol aus meiner Statistik geht dies nun klar hervor, dass es durchaus nicht notwendig ist, unter allen Umständen nach dem 8ten Tage den Stuhlgang durch therapeutische Mittel hervorzubringen. Kaltenbach glaubt zwar, dass bei längerer Verstopfung die grosse Härte oder Zähigkeit der Kothmassen schliesslich dieselben Nachteile bedingen könne, wie zu frühe Anstrengung der Bauchpresse; aber es würde doch eben nur, wenn dieser Fall eintritt, damit eine Indication zum therapeutischen Einschreiten gegeben sein. Spencer Wells[7], der

[1] l. c., S. 304.

[2] Centralblatt für Gynäkologie 1880, S. 217.

[3] Zur Ovariotomie. Volkmanns Sammlung klinischer Vorträge 1877, S. 184.

[4] l. c., S. 44.

[5] l. c.

[6] l. c., S. 5.

[7] l. c., S. 39 u. 42.

anfangs durch Opium oder äquivalenter Morphiumsuppositorien den Darm auf 8 bis 10 Tage verschlossen zu halten pflegte, neigte sich später zu dem andern Extrem, indem er vom 4ten Tage an durch Wasserklystiere den Darm zu eröffnen empfahl. Diejenigen Operateure, welche durch Darreichung von Opium einen möglichst lange dauernden Darmverschluss zu erzielen suchen, gehen von der Ansicht aus, dass zu frühe peristaltische Bewegungen der Därme und die Action der Bauchpresse die Vereinigung der Bauchwunde gefährden oder durch Trennung schützender Adhäsionen verwundeter Partien gefährliche Substanzen in die Bauchhöhle weiter verbreiten und damit Fieber bedingen können [1]. Ja sogar das Abgestreiftwerden von Ligaturen und das Aufplatzen der Bauchwunde wurde gefürchtet. Wie selten jedoch gerade das letztere Ereigniss einzutreten pflegt, zeigt Olshausen [2], der unter mehr als 250 Laparotomieen diese Fatalität nur einmal beobachtete. Und auch in dem von ihm mitgeteilten Fall, wo die Patientin, als sie am 11ten Tage Stuhldrang fühlte, aufstand, sich in hockender Stellung auf die Erde auf das Nachtgeschirr setzte und stark presste, war vor allem dieser unverantwortliche Leichtsinn der Kranken selber schuld. Dass im allgemeinen Ruhe des Darmes sehr wünschenswert ist, ist schon früher verschiedentlich betont worden, da ja selbstverständlich angestrengte Arbeit der Bauchpresse für die Bauchwunde und die

[1] Beständen nun selbst diese Gefahren in so hohem Grade, wie es von manchen Autoren angegeben wird, so könnte man doch auch damit niemals eine diätetische Behandlung rechtfertigen, welche den Darm wochenlang verschlossen hält. Denn alle diese Gefahren bestehen doch nur so lange, als die Wunde noch nicht geheilt ist, was bei der heutigen antiseptischen Behandlung doch spätestens nach 14 Tagen zu geschehen pflegt. Hr. Prof. Rose, der neuerdings (l. c., S. 48) es für notwendig erklärt, nach Laparotomieen jeden Stuhlgang, wo möglich, ein paar Wochen lang zurück zu halten, hat leider die Gründe, die ihn dazu bestimmen, nicht angegeben.

[2] Zur Mysmotomie u. Amput. ut. supravag. Deutsche Zeitschrift für Chirurgie. Bd. 16

verwundeten Partieen in der Bauchhöhle schädlich sein muss; aber es wäre trotzdem durchaus unangebracht, einem Patienten, bei dem in den ersten Tagen mühelos normaler Stuhl einträte, Opiumdosen zu geben, um so die Darmthätigkeit lahm zu legen, weil unter diesen Umständen eben gemeiniglich keine besonderen Anstrengungen der Bauchpresse stattfinden. Ebensowenig aber darf man es als allgemeines Princip aufstellen, den Darm vom 4ten Tage an zu entleeren. Spencer Wells [1] meint zwar, dass ein längerer Verschluss der Därme die Uebelkeit aufrecht erhalte und zu flatulöser Ausdehnung führe; auch giebt er an, dass die Kranken, wenn sie vom 4ten Tage an durch Klystiere Oeffnung gehabt hatten, sich naturgemässer befanden und weniger an Depression, Nausea, oder Schmerzen litten; aber auch in diesem Falle kann doch nur das zugegeben werden, dass diese Erscheinungen — Flatulenz und Uebelkeit — allenfalls Indicationen abgeben können zu früherem therapeutischen Einschreiten; als allgemeine Behandlungsmaxime können aber diese Regeln von Sp. Wells auch nicht acceptirt werden. Er selbst bemerkt ja an anderer Stelle [2], dass der Chirurg am besten thue, „die schablonenmässige Behandlung bei Seite zu setzen und, den Vorschriften des ärztlichen Taktes (common sense) folgend, sein Verfahren den wechselnden Umständen des ihm vorliegenden Falles anzupassen." Dass man auch Kaltenbach nicht unbedingt folgen darf, ergeben die oben citirten Fälle von Sp. Wells, Hegar und Kuhn, wo die Stuhlverstopfung bis zum 14., 15., und 16ten Tage andauerte, ohne überhaupt den Patienten Beschwerden zu verursachen. Aber selbst, wenn stärkere Beschwerden im Gefolge der Verstopfung auftreten, kann doch jede die Darmperistaltik befördernde Therapie unter Umständen contraindicirt sein. Ein sehr interessantes Beispiel hierfür ist

[1] l. c., S. 42.
[2] l. c., S. 39.

der folgende Fall, der in meiner Gegenwart von Herrn Professor Freund operirt wurde und den ich dann weiter zu beobachten Gelegenheit hatte.

Aufnahme am 16. April. — Frau Kn., aus Schiltigheim, 53 Jahr alt, von gleichgiltiger Familienanamnese, nullipara. Als Kind machte sie die Frieseln, Typhus und ein „hitziges Gallenfieber“ durch, im späteren Alter hatte sie dreimal Lungenentzündung, das letzte Mal vor 20 Jahren.

Die Regeln traten erst mit dem 22. Jahre ein; waren regelmässig, alle 4 Wochen wiederkehrend, sehr schwach und schmerzlos; dann und wann bestand fluor albus. Nach der 3ten Lungenentzündung — also im 33. Jahre — blieb die Periode aus; dagegen bestand öfters sehr scharfer fluor albus, der gegenwärtig nicht mehr vorhanden ist.

Die jetzige Krankheit begann vor 2 Jahren mit den Leib zusammenziehenden, stechenden, nicht heftigen Schmerzen, die weder die Arbeitsfähigkeit noch das Allgemeinbefinden der Patientin alterirten. Da Patientin öfters an „Rheumatismus“ gelitten, wurden die Schmerzen von der Umgebung für rheumatische gehalten. Erst als sie vor 1 Jahre wegen heftiger Leibschmerzen einen Arzt consultirte, constatirte derselbe eine auffallende Auftreibung des Leibes, als deren Ursache er einen Tumor angab. Da aber die Beschwerden sehr gering waren und nur das störte, dass Pat. bei Husten, leichter Bewegung des Körpers oder selbst in der Ruhelage unwillkürlich Urin entleeren musste, so liess sie sich erst auf Zureden des Arbeitsgebers ihres Mannes zum Eintritt in die Klinik bewegen. Stuhlgang normal; kein Eiweiss im Urin.

Status præsens am 17. April. Temp. 36,6. Puls 90. Mittelgrosse Frau mit brauner gesunder Gesichtsfarbe, mässigem panniculus, ziemlich kräftiger Muskulatur. Die sichtbaren Schleimhäute normal gefärbt. Zähne schlecht und defect. Zunge nicht belegt. Am rechten Unterschenkel kaum wahrnehmbares, am linken etwas stärkeres Oedem. Leistendrüsen besonders rechts geschwollen; mässige Struma, rechter Lappen härter als der linke. — Lungengrenze am obern Rand der 6ten Rippe, dann gleich Darmschall; also Kantenstellung der Leber. Lungenschall überall voll. Herzfigur normal. Spitzenstoss zwei Querfinger unter der Papilla, erster Ton etwas weich; systolisches Schwirren mit jeder energischen Spitzenhebung. Ueberall Vesiculärathmen, nur hinten beiderseits in den unteren Partieen etwas knarrendes Geräusch. Milzdämpfung nicht nachweisbar. Am linken Knie mehrere von einem Fall herrührende Narben.

Der Leib ist gleichmässig aufgetrieben, zeigt überall dumpfen Schall ausser in der Magengrube, der rechten Lumbalgegend und dem rechten Seitenbauch; links ist nur ganz kurz tympanitischer Schall. Der Unterleib wird offenbar angefüllt von einem Tumor, der nach oben beinahe an die Rippen stösst, kurzwellige, fast nur zitternde Fluctuation bietet, — nur eine Hand breit über der Symphyse liegt eine weitere, etwas mehr fluctuirende Abteilung des Tumor — somit sind keine Abteilungen oder Höcker auf demselben zu erkennen. Die Bauchhaut lässt sich überall in grossen Falten abheben und ist frei verschieblich. Grösster Leibesumfang 95 cm. Proc. ensiform. bis Nabel 15 $^{1}/_{2}$ cm.; Nabel bis Symphyse fast 22 cm. Nabel fast verstrichen, die Nabelfalte concav nach unten gerichtet. Die Blase ist am Tumor nicht in die Höhe gezogen, dagegen nach rechts in ein Divertikel ausgezogen, nach links und unten hin lässt sich die Spitze des Katheters bis in die Gegend der portio hinführen.

Innere Untersuchung. — Portio knorpelhart; Muttermund ein ganz feines Grübchen; uterus ganz nach rechts und hinten gelagert, fundus nicht genau umgreifbar; dagegen geht von der linken Kante sehr deutlich ein fast kleinfingerdicker Strang nach vorn hin auf den Tumor über.

Exploration am 20. April. — In der Lage à la vache ist die Milz in drei Intercostalräumen nachweisbar. Die linke Niere deutlich am richtigen Ort, ebenso die rechte; rechts hinten die Leber von sehr geringer Dimension — 3 Querfinger. Der linke Teil des Beckens ist percutorisch als mehr angefüllt, als der rechte zu erkennen. Mons Veneris und die äusseren Genitalien sind sehr schwach entwickelt; starke papilläre Hypertrophie und Pigmentirung der Schleimhaut der vulva, sehr ausgebildete lange und dicke Clitoris, langer introitus vaginæ. Uterus etwas in die Höhe gezogen nach rechts hinten; der Tumor legt sich nach vorn links auf den uterus. Es scheint ein breiter, aber nicht dicker Stiel vorhanden zu sein.

Am 2. Mai tritt eine peritonitische Reizung ein. Viel Blähungen mit zeitweise sehr heftigen Schmerzen. Diarrhöe; täglich 5 bis 6 mal dünnbreiige, fäculente Stühle. 10 Tropfen Opium.

Das ganze rechte Bein ist angeschwollen; in der Vene ist deutlich ein Strang zu fühlen. Durch Hochlagerung nimmt die Anschwellung bedeutend ab. Am 9. Mai Abends, Punction des Tumors und Entleerung von 1 $^{1}/_{2}$ Liter einer hellgelben, opalescirenden Flüssigkeit. Dieselbe gerinnt beim Kochen und Säurezusatz; spez. Gew. 1013. Spärliche, aber charakteristische ovarielle Elemente. Farbe von gekochtem Gerstenschleim.

Exploration am 17. Mai. — Um die etwas schlaffe Punctionsstelle herum sind kleine Hervortreibungen am Tumor zu fühlen, die besonders an der linken Seite durch tiefe Einschnitte, in denen strangartige Gebilde verlaufen, getrennt sind. Der Hauptstrang verläuft links etwa in der Richtung eines ligam. rotund. bei Gravidität. Er endigt am Tumor links unten 3 Querfinger vom Nabel und zieht sich, in der Höhe der spin. ant. sup. breiter werdend, um den tumor herum. (Tube?) Im Ganzen genommen macht der Tumor einen viel beweglicheren Eindruck, auch sind seine einzelnen Abschnitte nicht mehr so sehr gespannt und hart anzufühlen. Nur rechts, etwa 2 Querfinger von der spin. ant. sup. entfernt, ist eine knopfähnliche Härte am Tumor zu fühlen. Für die Diagnose eines Dermoids, für welches einige Momente zu sprechen schienen, sind nach der heutigen Untersuchung, wie auch nach der Beschaffenheit der Punctionsflüssigkeit direkte Zeichen nicht anzuführen. Der Uterus liegt nach rechts hinten und hängt, wie es scheint, mit dem Tumor an der linken Kante zusammen. Er ist so fest nach rechts hinten gedrängt, dass das rechte Ovarium auch per rectum nicht zu erreichen ist.

Nachdem 3 Tage vorher durch Darreichung von Bismuth. subnitr. mit Kali chloric. für Desinfection und durch Clysmen und Pulv. liquirit. comp. für genügende Stuhlentleerung gesorgt war, wurde am 19. Mai, Vormittags 11 Uhr, nach den üblichen antiseptischen Vorsichtsmassregeln, von Herrn Professor Freund die Ovariotomie ausgeführt. Chloroformnarkose. Bauchschnitt kurz; wenige Unterbindungen nötig. Nach Eröffnung des Peritoneums wird der klar zu Tage liegende Tumor punctirt, wobei sich bröcklige Massen mit Cholestearinsubstanz unter der hellen, dünnflüssigen Ovarialflüssigkeit entleeren. Erst nachdem noch einige kleinere Cysten eröffnet sind, gelingt die Eventeration des Tumors leicht. Derselbe ist vollkommen intraligamentär — im oberen Teil des ligam. lat. entwickelt, liegt der linken Uteruskante innigst an. Die Basis des lig. lat. ist nach dem kleinen Becken hin frei. Die Tube ist fast ganz in platter Ausbreitung in den Tumorüberzug aufgegangen; links hinten hängen Darmschlingen (flexura iliaca) in breiten, langen Adhäsionen mit dem Tumor zusammen. Der Tumor wird von einem in seiner Peritonealbekleidung vorn dicht am Uterus angelegten sichelförmigen Incision aus, aus seinem Bett herausgeschält. Geringe Blutung; da ausser der art. spermat. int., welche dicht vor dem Uterus umstochen wird, keine grösseren Gefässe auf den Tumor übergehen, so sind keine Unterbindungen nötig. Nach Entfernung des Tumors werden die Blätter des lig. lat. nach Glättung und ausgiebiger Zustutzung von vorn nach hinten so vereinigt, dass Serosa umgekrempelt mit Serosa zusammenliegt; in Fortsetzung dieser Nahtreihe wird die Wundfläche an der Seite des Uterus geschlossen. Die lateralen Darmadhäsionen der flexura iliaca an den leeren Peritonealsack bleiben bestehen; von den reichlich von der vorderen Bauchwand ausgehenden membranösen Darmadhäsionen wird ein Strang — um etwaige spätere Incarceration zu verhüten — durchtrennt und das nach dem Darm zugehende Ende unterbunden. Toilette des Douglas und der Excavatio vesico-uterina; in letztere wird ein dicker Gummi-, in ersteren ein Glasdrain gelegt. Um denselben legt sich der Stumpf des ligam. lat. in einem nach hinten offenen Halbkreis herum. Bauchnaht mit Draht — nur in der Nähe der Drains Seidennähte. — Obgleich die Narkose sehr tief war und viel Chloroform verbraucht wurde, so traten doch von Zeit zu Zeit, besonders nach Schluss der Bauchwunde, heftige Brechbewegungen auf. Es wird daher zur Sicherung der Naht ein breiter Heftpflasterstreifen quer über den Bauch angelegt. Nach der Operation fällt ein eigentümliches Füllungsverhältniss der regio epi- und hypogastrica auf. — Während die erstere stark angefüllt erscheint, bleibt die letztere concav, von Darmschlingen fast leer. - Der Grund dieser Erscheinung ist in den weiter unten genauer dargelegten Fixirungen des Dickdarms, sowie des colon transversum durch Pseudomembranen in der regio epigastrica und mesogastrica gegeben.

Nachmittags nur einmal Erbrechen. Wolbefinden, kein Durst, Schmerz oder Brechreiz; blutig gefärbte, reichliche Secretion aus dem Glasdrain. Urin mittelst Katheter genommen. T. 37,2. P. 112.

Gegend Abend heftige, brennende Schmerzen in der Wunde, Würgbewegungen. 0,01 gr. morph. Secretion gleich. Vichywasser — kalter Thee. T. 37,6. P. 104.

20. Mai Gut geschlafen. Morgens Schmerzen im Leib

„als ob die Winde sich sperrten". Dagegen ohne Erfolg Opiumzäpfchen. 9 Uhr: Verbandwechsel. Wunde reactionslos. Glasdrain secernirt noch gleiche Flüssigkeit, wie vorher; der Gummidrain reingelbe, geruchlose Massen. Flatulenz, Pfeffermünzthee. Nachmittags 3 Uhr wegen Schmerzen in der Wunde 0,01 Morph. Darauf Erbrechen. Am Tage 2 Stunden geschlafen. Abends 8 Uhr gehen zu grosser Erleichterung der Patientin die ersten Winde ab. T. morgens 6 Uhr 38,0; 12 Uhr 38,2. Puls 100, 108.

21. Mai. Gute Nacht; sehr gutes Befinden, viele Winde gehen ab. Seidennähte und beide Drains entfernt, da aus dem Glasdrain nur noch minimale Mengen secernirt werden. — Kräftige Bouillon gern genommen. Urinmenge mittelst Katheter entfernt. Morgens Temp. 37,6; Abends 37,0. Puls 100—100.

22. Mai. Ohne Narcotica guter Schlaf. Verbandwechsel. Wunde völlig reactionslos. Fleischbrühe — Milch mit Tapioca — Vichywasser. Urin noch mittelst Katheter entfernt. T. 37,1 — 37,0. P. 96—90.

23. Mai. Kein Schlaf. Patientin kann den Geruch der Jodoformgaze, die seit gestern auf der Wunde liegt, nicht ertragen. Beim Verbandwechsel zeigt sich der Draincanal fast ganz geschlossen; wenig Secretion. Verband ohne Jodoform gaze. Nachmittags heftiger Stuhldrang; auf Kamillentheeklystier erfolgt keine Entleerung, obgleich deutlich breiige Stuhlmassen im rectum gefühlt werden. T. 36,8—37,3. P. 92—98.

24. Mai. In der Nacht 4—5 Stunden gut geschlafen. Abends hatte Patientin wieder die Sensation üblen Geruchs, welcher bei ihr Uebelkeit, Hitzegefühl im Kopf und Missbehagen hervorruft. Der gestern schon etwas trübe Urin ist heute stark flockig, mit intensiv ammoniakalischem Geruch: Blasenkatarrh. Viel Vichywasser — russischer Thee mit Milch — Mittags Bouillon — Reis. Trotz morgendlicher und abendlicher Kamillentheeklystiere kein Stuhlgang; dabei heftiger Stuhl-

drang. Der Urin ist schon Abends kaum noch getrübt. Bei Exploration per vaginam wird durchaus nichts Abnormes (Exudat) bemerkt T. 37,0—37,5. P. 96—100.

25. Mai. Als Abends 10 Uhr bei heftigem Drang kein Stuhlgang erfolgt war, wird 0,01 Morph. mur. verabreicht. Darauf 4 bis 5 Stunden Schlaf. Urin morgens spontan gelassen, aber etwas trüber. Brennen in der Wunde. Aus der Drainstelle ist hellgelbes, geruchloses Secret geflossen. Sonst ist die Wunde in bestem Zustand. — 10 Uhr: Kamillenklystier, heftiger Stuhldrang, aber keine Entleerung; Patientin hat Mittags zwei Esslöffel fein geschabten Taubenfleisches in der Brühe genossen. Abends $^1/_2$ 6 Uhr nochmals brennende Schmerzen im rectum und vorn in der Blasengegend, welche nach Entleerung des Urins verschwinden, also wol vom Blasencatarrh herrühren.

26. Mai. 6 Stunden in der Nacht auf 0,01 Morph. gut geschlafen. Keine Klystiere mehr, aber nur flüssige Nahrung; zweimal ein Ei in der Bouillon. Patientin fühlt sich wol, besonders haben die Schmerzen und das Druckgefühl im rectum nachgelassen. Urin spontan gelassen, doch wird die Blase nicht völlig entleert. Der Urin ist meist fast ganz hell, doch mitunter auch etwas trüber. Abends 9 Uhr 0,01 morph.

27. Mai. Patientin hat wegen rheumatischer Schmerzen in den Beinen, die immer bei Witterungswechsel auftreten sollen, nicht geschlafen. Sonst gutes Befinden. Nur flüssige Nahrung, wie gestern Abends 0,01 morph.

28. Mai um 11 Uhr in das Zimmer zu anderen Patientinnen verlegt; empfängt 1 Stunde Besuch. Auf Morph. gut geschlafen. Nach Seifenwassereinlauf um 12 Uhr 4 mal breiige, zum Teil geformte, reichliche Stühle. Viel Winde gehen ab. Wolbefinden.

29. Mai. Schlaf ohne Morph. Urin muss noch mit dem Katheter geholt werden; mitunter noch sehr trüb. Mittags

Taubenfleisch mit Appetit verzehrt. Auf Einlauf Nachts 2 mal reichliche Stühle.

30. Mai. Mittags Beefsteak und Wein. Beefsteak nicht gut vertragen. Brechneigung. Heftpflasterverband; Patientin darf aufrecht sitzen.

Am 31. Mai steht Patientin zum ersten Male auf; völliges Wolbefinden, so dass Patientin am 4. Juni entlassen werden kann. Die Narbe, welche fest schliesst, wird durch Heftpflasterstreifen geschützt.

Status bei der Entlassung. Herzdämpfung nach Lage und Ausdehnung völlig normal. Zwerchfell links an der 7. Rippe. Leberdämpfung beginnt normaler Weise an der 7. Rippe und geht nach unten bis zum Rippenbogen.

Nabel immer noch höher, wie normal. Füllung der regio hypogastrica jetzt normal.

Auffallend starke Schwellung vieler Inguinaldrüsen beiderseits; ebenso in der linken Achselhöhle. Uterus in normaler Höhe, etwa doppelt zu gross. Fundus 3 Querfinger über der Symphyse. Cervix klein, geschlossen. Ovarium dextr. geschrümpft. Die Gegend des ligam. lat. sin. stellt bei sehr oberflächlicher Betastung eine weiche Resistenz dar. Parametrien ganz frei.

In dem vorliegenden Fall, wo also erst am 10. Tage nach der Operation Stuhlgang eintrat und die Verstopfung bedeutende Beschwerden verursachte, konnte vor Allem die Besorgnis eintreten, dass es sich um eine Darmocclusion handle. Ja, wenn Fieber — etwa in Folge von peritonitischer Reizung — eingetreten wäre, wenn das Secret des Drains übel gerochen und Patientin längere Zeit an Erbrechen gelitten hätte, so würde man wahrscheinlich zu einer Eröffnung der Bauchwunde geschritten sein, um das vermeintliche und durch die Adhäsionen sehr wahrscheinliche mechanische Hindernis zu entfernen. Eine genaue Ueberlegung der Verhältnisse, wie sie bei und nach der Operation erkannt wurden, ergab aber, dass 1) die flexura iliaca dicht an die Nähte des vernähten ligamentum latum herantrat; 2) durch die oberhalb des Nabels bestehenden Adhäsionen zwischen Bauchwand und Dünndarm, flexura iliaca, sowie colon transversum dieselben zurückgehalten waren. Hierdurch war eine Art von Scheidewand gebildet, welche bewirkte, dass die regio epigastrica stark gefüllt war, während sich die regio hypogastrica fast leer befand. Schon allein durch diesen mechanischen Druckunterschied musste die Lagerung und die Peristaltik der Därme und somit die Defäcation mechanisch bedeutend erschwert sein. Hätte man nun durch drastische Abführmittel den Stuhlgang zu erzwingen gesucht, so würde man durch Auftreibung der Därme das mechanische Hindernis am colon transversum und an der flexura iliaca verstärkt und somit möglicherweise die fatalen Erscheinungen des Ileus hervorgerufen haben. Dagegen konnte man wol hoffen, dass bei richtiger Behandlung, wenn man die Darmregulirung der Natur überliess, die Pseudomembran sich dehnen und so nach Aufhebung des grossen Druckunterschiedes zwischen regio epigastrica und hypogastrica von selbst die Defäcation eintreten würde; daher bestand auch die Behandlung lediglich darin, dass man, nachdem einige wenige und jedenfalls unschädliche Kamillentheeklystiere erfolglos gewesen waren, nur flüssige Diät und gegen die Schmerzen geringe Morphiumdosen verordnete. In der That wurde diese Behandlungsweise durch den Erfolg glänzend gerechtfertigt. Nachdem am 10. Tage der erste Stuhlgang erfolgt war, gestaltete sich der weitere Heilungsverlauf in jeder Beziehung günstig und uncomplicirt. — Ebenso war der Blasencatarrh, welcher bei der Patientin am 5. Tage nach der Operation eintrat, auf die abnormen Druckverhältnisse zurückzuführen. Patientin, welche katheterisirt werden musste, zeigte am 5. Tage im Urin eitrig-schleimige Massen. Anfangs glaubte man, der Blasen-catarrh sei dadurch verursacht worden, dass der Glaskatheter, welcher sonst immer noch in heissem Wasser ausgekocht zu werden pflegte, einmal nur in 5% Carbolwasser gereinigt worden war. Jedoch ist es wahrscheinlicher, dass die Blase in Folge des mangelnden Darmdrucks Luft und zersetzungs-erregende Stoffe aspirirte. Und ebenso verhinderte die Leere der regio hypogastrica die völlige Entleerung der Blase selbst dann noch, als der Urin schon spontan gelassen werden konnte. — Etwas anders durfte die Behandlung der Stuhl-verstopfung schon in dem anderen beschriebenen Falle sein, wo nach anfänglicher Diarrhöe am 14. Tage Stuhl-Verstopfung eintrat. Die Adhäsionen waren geringe gewesen und sämmtlich gelöst worden, die Durchgängigkeit des Darmes war durch die früher vorhandenen Stühle bewiesen; ein Grund für eine plötzlich eintretende Darmocclusion wäre nicht nachzuweisen gewesen. Man durfte deshalb ganz richtig durch mehrfache Klystiere und schliesslich selbst durch Oleum Ricini und Pulv. liquirit. comp. den Stuhlgang zu erzwingen suchen, da in diesem Stadium der Reconvalescenz selbst von einer gesteigerten Darmthätigkeit unangenehme Complicationen nicht mehr zu erwarten waren. — Da die von mir in der Litteratur vorgefundenen Fälle von Milzexstirpationen, Laparotomieen zur Entfernung von Leberechinococcen u. s. w. in Bezug auf die Verdauungszustände gleiche Resultate ergeben haben, so können wir danach über die Regulirung der Verdauung bei Laparotomieen, welche die Verdauungsorgane selbst nicht verletzen, folgende Sätze aufstellen:

1. Vor der Operation muss in der aut Seite 9 näher angegebenen Weise strenge Diät gehalten werden. Der Darmcanal ist durch Darreichung von Bismuth subnitr. mit Kali chloric. gründlich zu desinficiren, durch Abführmittel zu ent-

leeren, und besonders ist dafür zu sorgen, dass keine Retention alter Fäcalmassen bestehen bleibt.

2. Nach der Operation muss bis zur ersten Stuhlentleerung nur flüssige und dann leichte festere Diät verordnet werden.

3. Man kann den Stuhlgang in der Mehrzahl der Fälle, bei Befolgung der in 1 und 2 aufgestellten Grundsätze, nicht vor dem 9. Tage erwarten.

4. Das Ausbleiben der Defäcation über den 9ten Tag hinaus, bildet an sich keine Indication zur Darreichung energischer Abführmittel. Besonders wenn zahlreiche und starke Adhäsionen zwischen Bauchwand und Därmen vorhanden waren, muss die Behandlung eine rein abwartende sein.

5. Diarrhöen dürfen nur dann mit Medicamenten bekämpft werden, wenn sie als Zeichen von Enteritis catarrhalis sicher erkannt sind.

6. Eine besondere Behandlung der Blasenkatarrhe ist in den meisten Fällen nicht nötig. Doch empfiehlt es sich, wenn irgend möglich, die Katheterisation der Blase vom 5ten bis 6ten Tage an zu unterlassen.

Eine besondere Berücksichtigung verdienen nun noch die Laparotomieen, welche wegen Extrauterinschwangerschaft ausgeführt werden, weil hier durch den Verdauungscanal sowol vor, als auch noch nach der Operation eine Art Infectionsherd geschaffen ist. Vor allem ist dies der Fall, wenn bei Abdominalschwangerschaft die Placenta auf einem Teil des Darmcanals implantirt ist. In diesen Fällen boten die Patientinnen während des Lebens ausserordentlich prägnante Symptome. „Im Beginn [1] der Schwangerschaft zeigten sich die Störungen eines intensiven Darmcatarrhs, mit heftigen Koliken,

[1] Prof. W. A. Freund, Extra-uterine Gestation, translated by David Smart. Edinburgh Medical journal, p. 526 ff.

welche sich bis zu catarrhalischer Dysenterie steigerten." In dem einen der von Prof. Freund angeführten Fälle, traten nach dem Untergang des Eies in der ersten Hälfte der Schwangerschaft die Symptome einer chronischen Infection auf, welche nach Eröffnung und Entleerung des Fruchtsackes verschwanden; in einem andern Falle verschlimmerten sich diese Anzeichen auch noch nach der Operation und führten schliesslich den letalen Ausgang herbei. Freund erklärt das Zustandekommen dieser Infection folgendermassen. Aehnlich, wie nach Olshausen die spontane Vereiterung eines Beckenexudates oder Ovarialtumors durch Infectionskeime aus dem Darmcanal zu Stande kommt, wird auch bei Abdominalschwangerschaft beim Sitz der Placenta auf dem Darm die allgemeine Infection vom Darm verursacht. Durch den Reiz, welchen die Implantation der Placenta auf dem Darm und die dadurch bedingte rapide Gefässneubildung in demselben hervorbringt, greift bald eine catarrhalische Affection des Darmes Platz. Geht nun, möglicherweise gerade in Folge dieses Darmcatarrhs, das Ei zu Grunde, so findet eine faulige Zersetzung des Eiinhaltes statt, welche ihrerseits die Allgemeininfection bewirkt. Aber auch, wenn die Placenta nicht auf dem Darm sitzt, selbst wenn das Ei nicht frei in der Bauchhöhle, sondern in den präformirten Höhlen des Genitalcanals zur Entwickelung kommt, kann durch Adhäsionen ebenfalls die Infection zu Stande kommen. Gerade deshalb ist die Regulirung der Verdauung während der Extrauterinschwangerschaft vor und nach der Operation von so ausserordentlicher Wichtigkeit. Ja, man kann wol behaupten, dass die Prognose der Laparotomie zum grossen Teil durch die vorhergehende Behandlung des Darmcanals beeinflusst wird. Dass auch nach der Operation dieselbe oder vielmehr noch erhöhte Gefahr von Infection besteht, ist dadurch bedingt, dass man die Placenta in der Bauchhöhle zurücklässt und so zum Teil die alten Verhältnisse fortbestehen lässt. — Man muss also schon während der Schwangerschaft für eine Kost sorgen, welche möglichst wenig und möglichst weiche Fæces macht: man setzt deshalb die Patientinnen auf Milchdiät. Hat man sich schliesslich aus bestimmten Indicationen, zu denen vor allen die einer Allgemeininfection gehört, zur Laparotomie entschlossen, so müssen die auf Seite 9 angegebenen Mittel zur Entleerung und Desinfection des Darmcanals mit besonderer Gründlichkeit angewendet werden. Ebenso muss nach der Operation die Diät möglichst lange — wenigstens bis grössere Stücke der Placenta oder der Eihäute sich gelöst haben — auf das genaueste in der oben angegebenen Weise regulirt werden. Da in einem von Herrn Prof. Freund operirten ausserordentlich schwierigen Fall von Ovarialschwangerschaft durch diese Behandlungsweise ein ganz vorzüglicher Erfolg erzielt wurde, so gebe ich auf meiner Tabelle auch von diesem Falle (Nr. 21, Marie Senn) eine genaue Uebersicht der Verdauungsverhältnisse und ihrer Regulirung.

Wenn auch im Grossen und Ganzen die Regulirung der Verdauung bei Laparotomieen, welche direkt die Verdauungsorgane verletzen, ebenfalls auf den oben festgestellten Grundlagen beruht, so empfiehlt es sich doch im Kurzen über die Verdauungszustände bei diesen einzelnen Operationen eine Uebersicht zu geben, da im Einzelnen mannigfache Besonderheiten hervorzuheben sind.

Bei Gastrotomieen und Gastro-Enterotomieen pflegt bei ähnlicher Behandlung wie bei Ovariotomieen der Stuhlgang spontan nicht vor dem 8ten oder 9ten Tage einzutreten; dagegen tritt häufig schon sehr bald nach der Operation spontane Urinentleerung ein. Bei Schönborn[1] (Gastrotomie)

[1] Langenbecks Archiv für klinische Chirurgie, Bd. 24.

trat in einem Falle erst am 19ten Tage nach vielen Clysmen und reichlicher Darreichung von Ol. Ric. Stuhlgang ein. Rupprecht [1] empfiehlt besonders noch bei Gastrotomieen Magenausspülungen mit Borsäure. Im Anfang nährende Clystiere, dann Wein, Milch, Bouillon und Nestle'sches Kindermehl per os. In seinem Fall trat Stuhlgang am 13ten Tage ein, jedoch spontan erst 2 Monate nach der Operation.

Litteratur zur Gastrotomie. — Lauenstein, Zur Chirurgie des Magens. Archiv für klinische Chirurgie, Bd. 26. Alsberg, Ein Fall von Gastrotomie. Dass. Archiv, Bd. 26. Trendlenburg, Schönborn, dass. Archiv, Bd. 24. Rupprecht, ebenda, Bd. 29. Langenbuch, Beiträge zur Gastrotomie, Berlin, klin. Wochenschrift, 1881. F. Fischer, Ein Fall von Gastro-Enterotomie, deutsche Zeitschrift für Chirurgie, 1882. A. Knie, Gastrotomie wegen impermeabler Oesophagusstrictur. Protokolle der chirurgischen Gesellschaft in Moscau, 1882. Maydl, Ueber Gastrotomie, Wiener med. Blätter, 1882. E. Rochelt, Gastrotomie, Wiener med. Presse, 1882. W. Whitehead, Excision of the tongue fallowed by tracheotomy and subsequent gastrotomy. British med. journ. 1882. Wölffler, Gastro-Enterotomie, Centralblatt für Chirurgie, 1881. Kraske, Ueber einen üblen Zufall nach der Gastrotomie, Centralblatt für Chirurgie, 1881.

Bei den in neuester Zeit vorgenommenen Magenresectionen haben sowohl Billroth wie Czerny es stets für unbedingt nötig gehalten, vor der Operation eine gründliche Reinigung des Magens vorzunehmen. Billroth [2] gab am Abend vor der Operation mehrere Clysmen. Am Morgen des

1 Dass. Archiv, Bd. 29. Beitrag zur Casuistik der Magenoperationen.

2 Wölffler, Ueber die von Hrn. Prof. Billroth ausgeführten Resectionen des carcinomatösen Pylorus, S. 31.

Operationstages wurde der Magen vermittelst eines langen, mittelstarken Drainrohrs, das in den Magen eingeführt wurde, mit lauwarmem Wasser so lange ausgewaschen, bis das aus dem Magen abfliessende Wasser vollständig klar erschien. In dem ersten Falle, den Billroth operirte, gebrauchte er dazu gegen 14 Liter Wasser. Während Rydygier[1] 2 bis 3 Tage nach der Operation nur ernährende Clystiere appliciren will, und per os höchstens Eispillen gegen Brechneigung gestattet, gaben sowol Billroth[2] wie Czerny[3] auch schon in den ersten Tagen flüssige Nahrung per os; anfangs Eis, dann auch Milch, Cacao, Thee, Caffee und Portwein. Von Clysmen erwiesen sich Pepton- und Pankreasclystiere, da sie Flatulenz und Koliken erzeugten, als unpraktisch[4], dagegen wurden Weinclysmen bis zum 13ten Tage mit Erfolg gegeben. Feste Nahrung gab Czerny schon nach dem 5ten Tage (gehacktes Hühnerfleisch). Billroth gab in seinem 1sten und 5ten Fall erst etwas später, am 8ten resp. 10ten Tage, Schinken und leichtes Fleisch, Rydygier[5] ebenfalls erst am 8ten Tage etwas Hasenbraten und rohes Beefsteak. Die Defäcation verhielt sich etwas abweichend von der bei anderen Laparotomieen; sie trat fast ausnahmslos früher und spontan ein, nie später als am 6ten Tage nach der Operation. Zu gleicher Zeit war die Defäcation im Anfang, so lange der Magen noch

1 Rydygier, Ueber Magenresection. Archiv für klin. Chirurgie 1881.

2 l. c., S. 35.

3 Kuh, Eine Pylorusresection. Archiv für klin. Chirurgie 1881.

4 In einem neuerdings von Gutsch (Langenbecks Archiv, Bd. 29, S. 658) veröffentlichten Falle wurden dagegen in den ersten 2 Tagen nach der Operation Peptonclystiere (was für ein Peptonpräparat gebraucht wurde, ist nicht angegeben) sehr gut ertragen. Auch weiterhin wurde nur Pepton und Grog verabreicht. Am 12. Tage erfolgte spontan Stuhl; vom 13. Tage an wurde auch Milch, Bouillon und später leichte festere Nahrung gegeben.

5 Die erste Magenresection beim Magengeschwür. Berlin. klin. Wochenschrift 1882, S. 40.

nicht wieder peptonisirte[1], selbst bei sehr geringer Nahrungsaufnahme, viel reichlicher als späterhin bei vermehrter und fester Nahrung. Es wäre aber gewagt, hieraus den Schluss zu ziehen, dass eine Abnahme der Fäcalmengen bei reichlicher Nahrung ankünde, dass die Peptonisirung des Magens wieder begonnen hat. — Der Urin wurde in den meisten Fällen spontan entleert, nur in wenigen Fällen war Katheterisation nötig.

Litteratur zur Magenresection. — Wölffler, Ueber die von Hrn. Prof. Billroth ausgeführten Resectionen des carcinomatösen Pylorus. Lauenstein, Zur Chirurgie des Magens, Archiv f. klin. Chirurgie, Bd. 26. Hahn, Ueber Resection des carcinomatös erkrankten Pylorus, Berl. klin. Wochenschrift, 1882, S. 561 ff. Kuh, Eine Pylorusresection, Archiv f. klin. Chirurgie, 1882. Rydygier, Ueber Magenresection, Archiv f. klin. Chirurgie, 1881. Derselbe, Die erste Magenresection beim Magengeschwür, Berl. klin. Wochenschrift, 1882, S. 39 ff. Derselbe, Exstirpation d. carcinomat. Pylorus, Centralblatt für Chirurgie, 1881, S. 178 ff. Kitajewsky, Resection des carcinomatösen Magens, Centralbl. für Chirurgie, 1881, S. 783. Lauenstein, Ein unerwartetes Ereignis nach der Pylorusresection, ebenda, S. 157 ff. Nicolaysen,

1 So ist wenigstens die Ansicht von Wölffler. Es erscheint mir aber sehr fraglich, ob dies wirklich der Grund für das massenhafte Vorhandensein von Fäcalmassen ist. Die Eiweissverdauung wird auch durch das Pancreasferment bewirkt, während die Fettverdauung zum grossen Teil nur bei normaler Gallensecretion, die wiederum von der sauren Reaction des Magensaftes abhängt, geleistet wird. Da nun beim Magencarcinom überhaupt der Gehalt des Magens an Salzsäure nicht unbeträchtlich abnimmt, so erscheint es a priori wahrscheinlicher, dass die mangelhafte Fettverdauung an der Vermehrung der fæces Schuld ist. Jedenfalls können erst nähere Specialuntersuchungen über die Ursache dieses interessanten Phänomens Aufschluss geben; wahrscheinlich werden wol beide Factoren — das Pepsin wie die Salzsäure — an dem Zustandekommen dieser Erscheinung beteiligt sein.

Carcinoma Pylori; resectio Pylori, ebenda, S. 199. Wölfler, Ueber einen neuen Fall von gelungener Resection des carcinomatösen Pylorus, Wiener med. Wochenschrift, 1881, S. 1427 ff. Heuck, Resectio Pylori wegen Carcinom, deutsche medicin. Wochenschrift, 1882. Rydygier, Ueber Pylorusresection. Sammlung klin. Vorträge, Nr. 220. van Kleef, Pylorusresection bei stenosirendem Magengeschwür, Centralblatt für Chirurgie, 1882, S. 756 ff. Krönlein, Ueber Magenresection, Correspondenzblatt f. schweiz. Aerzte, 1882. Richter, A case of Resection of the Pylorus, San Francisco western lancet, 1882. M. Fort, Ablation d'un cancer de l'estomac, Gazette des hôpitaux, 1882. Ledderhose, Ein Fall von Resection des carcinomatösen Pylorus, deutsche Zeitschrift für Chirurgie, 1882. Gutsch, Langenbecks Archiv, Bd. 29, S. 658 ff., 2 Fälle von Magenresection.

Die zum Zwecke der Nierenexstirpation ausgeführten Laparotomieen sind deshalb von so hervorragendem Interesse, weil sich die physiologische Thatsache, dass die gesunde Niere für die exstirpirte oder verletzte die Function übernimmt, während der Nachbehandlung genau beobachten lässt. Nach den von mir aus der Litteratur gesammelten Fällen pflegt die tägliche Urinsecretion fast nie vor Beginn der 2ten Woche die normale Höhe zu erreichen; nur in einem Falle von Czerny, nach Exstirpation einer Steinniere, betrug schon am 5ten Tage die 24stündige Urinmenge, welche vor der Operation normal gewesen war, 1632 ccm., und in einem von Israel[1] am 2ten Tage bereits 1450 gr., während sie vor der Operation 1200 gr. betragen hatte. In den meisten Fällen wurde die normale Urinmenge zwischen dem 11ten und 14ten Tage er-

[1] Ein Fall von Nierenexstirpation, Berlin. klin. Wochenschrift 1883, Nr. 45, S. 689 ff.

reicht. In einem Fall von Lauenstein wurden erst nach 3 Wochen über 1000 ccm. Urin entleert. Besonders abweichend zeigte sich das Verhalten der täglichen Urinmenge in dem Falle von Spiegelberg[1], wo die normale Menge schon in der ersten Woche erreicht wurde, dann aber plötzlich unter 1000 ccm. sank und an 3 Tagen, während welcher Diarrhöe und profuse Eiterung in der Wunde bestand, nur 150, 100 und 118 ccm. betrug. Selbst noch 4 Wochen nach der Operation betrug die tägliche Urinmenge wenig über 300 ccm. — In einzelnen Fällen wurde sofort spontan Urin entleert; in einigen anderen musste bis zum 4ten, in dem Fall von Kehrer bis zum 7ten Tage katheterisirt werden. Das specifische Gewicht des Urins war in der Regel anfangs etwas erhöht; in den meisten Fällen trat kein Eiweiss in dem Harn auf. — Die Defäcation trat durchschnittlich am 6ten Tage spontan auf. Die Ernährung unterschied sich nicht von der bei anderen Laparotomieen. Mittel, welche die Urinsecretion beschleunigen oder vermehren sollten, wurden nicht gereicht.

Litteratur. — Lauenstein, Exstirpation der Wanderniere, Archiv f. klin. Chirurgie, 1881. Czerny, Zur Exstirpation retroperiton. Geschwülste, ebenda, Bd. 25. Keppler, Die Wanderniere und ihre chirurgische Behandlung, ebenda, Bd. 23. Kroner, Nephrectomie, Archiv f. Gynäkologie, Bd. 17, S. 87 ff. Kehrer, Gashaltiger Hydronephrosensack u. s. w., ebenda, Bd. 18, S. 372 ff. Leopold, Mannskopfgrosse Blutcyste des linken Niere, ebenda, Bd. 19, S. 129 ff. Braun, Zur Nierenexstirpation, deutsche med. Wochenschrift, 1881. Lücke, Nephrectomie, deutsche Zeitschrift f. Chirurgie, Bd. 15. Hicguet, Sarcome du rein gauche; Exstirpation; Acad. Roy.

[1] Der Fall ist von Kroner im Archiv für Gynäkologie, Bd. 17, S. 87 ff. veröffentlicht worden.

de méd. de Belg., Procès-Verbal 1882. Goodhart and Golding-Bird, Nephrectomie for scrophulcus, Kidney med. times and gazette, 1882. Barker, Nephrectomie by Abdominal Section, Medico-chirurg. Transactions, 1880. v. Orsoja Linski, Fall von Nierenexstirpation, Inaug.-Diss., Breslau. Bruntzel, Exstirp. der linken Niere u. s. w., Berlin, klin. Wochenschrift, 1882, S. 745 ff. Day and Knowsley Thornton, Nephrectomie, The Lancet, 1880. Israel, Ein Fall von Nierenexstirpation, Berl. klin. Wochenschrift, 1883, Nr. 45, S. 689 ff.

Bei Darmresectionen pflegt im Grossen und Ganzen die Regulirung der Verdauung keine andere zu sein, wie bei anderen Laparotomieen. Besonders erwähnenswert ist das Verhalten der Verdauung nur für die Darmresectionen, welche wegen Incarceration oder Darmstenose unternommen sind. Wenn wegen Ileus, durch Strictur oder andere Ursachen herbeigeführte Darmocclusion die Laparotomie und Darmresection ausgeführt wurde, so war es die Absicht des Operateurs, das Hindernis zu entfernen und sofortige oder doch möglichst rasche Stuhlentleerung herbeizuführen. Entstand durch die Operation ein anus præternaturalis oder wurde wegen eines solchen operirt, so musste die Therapie sich darauf richten, die Defäcation per anum zu erzielen. In der That trat auch in den mir aus der Litteratur bekannt gewordenen Fällen, wo wegen Ileus oder Incarceration Darmstücke recesirt wurden (Ramdohr, Cooper, Lavielle fils, Böckel, Gallozzi, Szuman u. A.), die Defäcation noch an demselben oder doch am nächsten Tage nach der Operation ein. In den Fällen, wo ein anus præternaturalis vorhanden war, wurden in der Regel schon vom 5ten bis 7ten Tage an die fæces per anum entleert; in einem Fall von Kœberle (Bullet. de l'académ. de méd. 1881), wo wegen Strictur des Dünndarms operirt war, wurde dies erst am 20ten Tage erreicht. -- Im übrigen ist die Behandlung auch nach Darmresectionen dieselbe, wie sie oben entwickelt wurde.

Litteratur. — Madelung, Ueber circuläre Darmnaht und Darmresection, Archiv f. klin. Chirurgie, Bd. 25. Uhde, Laparo-Colotomia, ebenda, Bd. 27. Alsberg, Darmresection wegen Ileus, ebenda, Bd. 24: Bœckel, Revue de chirurgie, 1881. Gallozzi, Il Morgagni, 1882. Szuman, Laparotomie bei Darmstenose, deutsche med. Wochenschrift, 1881. Macnamera, The Lancet, 1881. Schinzinger, Darmresection, Wien. med. Wochenschrift, 1881. Juillard, Revue médicale de la Suisse romande, 1882. Madelung, Berl. klin. Wochenschrift, 1881. Baum, ebenda. Roggentau, ebenda. K. Jaffé, Sammlung klin. Vorträge.

Zum Schlusse sage ich meinem hochverehrten Lehrer, Herrn Professor Freund, für die gütige Ueberlassung des Materials, sowie für die freundliche Unterstützung, die er mir bei meiner Arbeit zu Teil werden liess, meinen aufrichtigsten Dank.

TABELLE I.

Name.	Erste Flatus.	Erster Stuhlgang.	Diät.	Art der Operation.
1. Eva W.	4. Tag.	5. Tag. copiös.	Warmes Wasser, Milch, Vichywasser, Taubenbrühe mit etwas Fleisch. Einlauf.	Ovariotomie bei rechtsseitiger Tuboovarialcyste.
2. Adelheid K.	3. Tag.	9. Tag. nach Einlauf Ol. Ric. u. Curella.	Bis zum 7. Tage Milch u. Vichywasser u. Bouillon, dann Täubenfleisch und Huhn.	Ovariot. bei Polykystoma ovarii dextri; mässige Adhäsionen.
3. Therese N.	4. Tag.	5. Tag. auf Einlauf.	Bis zum ersten Stuhlgang Milchdiät.	Castration wegen Fibroma uteri.
4. Frau Ki.	2. Tag.	11. Tag. Einlauf.	Diät wie gewöhnlich. Vom 8. Tage Fleisch, Taube, Huhn.	Ovariot. wegen linksseitiger Ovarialcyste; starke Adhäsionen.
5. Luise H.	3. Tag.	5. Tag. Einlauf.	Flüssige Diät, Milch u. Vichywasser.	Exstirpation eines submucösen uterusfibroms.
6. Frl. J.	2. Tag.	8. Tag. Einlauf.	Milch, Nestle'sches Kindermehl, Bouillon, Weinsuppe. Am 7. Tage Taubenfleisch.	Myomotomie.
7. Frau Kn.	3. Tag.	10. Tag. Einlauf.	Vichywasser, Pfeffermünzthee, Bouillon, Ei. Erst vom 11. Tage an Taubenfleisch.	Ovariotom. bei intraligamentärer Ovarialcyste.
8. Frau L.	3. Tag.	5. Tag. Einlauf.	Vichywasser, Milch, Malaga, Bouillon, Nestle'sches Mehl. Am 7. Tage Taubenfleisch.	Laparotom. bei submucösem Fibr. mit intraligamentärer Entwicklung.
9. Frau S.	3. Tag.	9. Tag. Curella u. Einlauf.	Vichywasser, Milch, Weinsuppe, Bouillon. 8. Tage Täubchen.	Ovariotom. Polykystoma ovarii sinistri.
10. Frau Le.	3. Tag.	10. Tag. pulv. liq. comp. u. Einlauf.	Milch, Pfeffermünzthee, saure Milch, Bouillon. Vom 5. Tage an Taubenfleisch, Huhn, Kotelette.	Ovariotom. Polykystoma ovarii.
11. Frau B.	4. Tag.	7. Tag. spontan.	Vichywasser, kalter Thee, Weinsuppe, Malaga, Bouillon mit Tapioca. 10. Tage Taube.	Ovariotom. Polykystoma ovarii.
12. Frau Kl.	3. Tag.	9. Tag. Einlauf.	Milch, Thee, Weinsuppe, Bouillon. Vom 7. Tage feste Nahrung.	Ovariotom. Doppelseitige Dermoidcyste.
13. Frau Cl.	3. Tag.	5. Tag. spontan.	Milch, Thee, Weinsuppe, Bouillon. Am 9. Tage Taubenfleisch.	Castration wegen Myoma uteri.
14. Frau G.	2. Tag.	2. Tag. spontan. Pat. hatte kein Abführmittel vorher genommen.	Cognac mit Wasser, Milch, Weinsuppe, Thee. 7. Tage feste Nahrung.	Ovariotom Polykystoma ovarii.
15. Frau M.	3. Tag.	10. Tag. nach stündl. Darreichung v 2 Löffel Senn. comp. u. Camillentheeeinlauf.	Milch, Thee, Bouillon. Taubenfleisch am 11. Tage.	Ovariot. Carcinoma medullare ovarii dextri.
16. Frl. G.	1. Tag.	2. Tag; es bestehen Diarrhöen.	Cognac, Milch, Weinsuppe, Thee, Bouillon, Eier. Vom 6. Tage an Taubenfleisch.	Ovariot. Fibro adenoma cysticum ovarii.
17. Frau Li.	4. Tag.	14. Tag. Einlauf.	Milch mit Cognac, Malaga, Bouillon mit Tapioca. Vom 7. Tage feste Nahrung.	Totalexstirpation d. uterus nach Freund. Carcinom. des uterus.
18. Frau Sch.	2. Tag.	8. Tag. Einlauf.	Milch, Vichywasser, Taubenbrühe. Taubenfleisch vom 7. Tage.	Uniloculäre Cyste d. linken Ovarium. Ovariot.
19. Frau Schm.	1. Tag.	8. Tag. Einlauf.	Grog, Pfeffermünzthee, Cafe, Milch, Vichywasser, Taubenbrühe. 7. Tage Taubenfleisch.	Multiloculäre Cyste des rechten Ovarium. Ovariotomie.
20. Frau Fr.	3. Tag.	6. Tag. Einlauf.	Pfeffermünzthee, Milch, Bouillon, Vichywasser, Taubenbrühe. Vom 7. Tage an feste Nahrung.	Uniloculäre Cyste des rechten Ovarium. Ovariotomie.
21. Marie S.	3. Tag.	11. Tag. nach Clysmen u. Limonadepurgat.	Die ersten 5 Tage nur Vichywasser u. Milch, dann auch etwas Taubenbrühe u. nachdem am 8. Tage die Eihäute abgegangen sind, leichte festere Kost.	Ovarialschwangerschaft. Laparotomie.
22. Frl. C.	3. Tag. nach Einführung eines Mastdarmröhrchens.	9. Tag, seit dem 5. Tage wurden Kothmassen in d. Ampulla gefühlt.	Wegen Chloroformerbrechen nur flüssige Nahrung. Pfeffermünzthee, Vichywasser, Champagner, Taubenbrühe, nach d. Defäcation Taube, Huhn.	Tumor myomo-fibromatodes der linken pars Keratina. 2 mannskopfgross. Abtragung im fundus u. lig. lat. sin. Naht d. uterus u. lig. lat. sin. Glasdrain 4 Tage.
23. Frau Hol.	3. Tag. nach Einführung eines Mastdarmröhrchens u. Camillenklystier.	5. Tag. spärl. am 6. reichl Stuhlg. nach Camillentheeklystieren; wegen eines mechanischen Hindernisses im rectum (wahrscheinl. carcinomatöse Metastase) werden, um des Hinabgleiten der Fäcalmassen zu erleichtern, schon vom 3. Tage an Klystiere verabreicht.	Grog, Vichywasser, Weinsuppe, Taubenbrühe; seit dem 6. Tage Taube; Bordeaux.	Doppelseitige Ovariotom. Carcinom der Ovarien.
24. Frau H.	3. Tag.	4. Tag. Es besteht Neigung zu Diarrhöen von diesem Tage bis zum 7. Tage. Medicamente wurden nicht dagegen gebraucht.	Milch, Vichywasser, Pfeffermünzthee, Bouillon. Vom 6. Tage an Taube und Huhn.	Totalexstirpation d. uterus von der Scheide aus wegen Carcinom des cervix.
25. Frl. Par.	3. Tag.	10. Tag. spontan.	Grog, Vichywasser, Pfeffermünzthee, Nestle'sches Kindermehl, Bouillon, Taubenbrühe. Vom 10. Tage an Taubenfleisch.	Ovariotomie, mannskopfgrosses Dermoid des rechten Ovarium.

Sämmtliche 25 Operirte sind genesen.

TABELLE II.

Bemerkungen zu den Fiebercurven.

Ad I. Die Remissionen nach dem 1. u. 2. Stuhlgang sind nicht wesent lich bedeutender, wie vorher. Die am 16. u. 19. Tage nach dem Stuhlgang auftretenden bedeutenden Remissionen können für die Küstner'sche Theorie sprechen.

Ad II. Fast ganz fieberloser Verlauf. Die Remission nach der 1. Defäcation ist gleich denen an beiden vorhergehenden Tagen.

Ad III. Die etwas grössere Remission nach dem 1. Stuhlgang ist wol im Sinne der Bemerkung zu S. 13 zu erklären.

Ad V. Nach 2 maligen reichlichen Stühlen steigt die Temperatur sogar an; nach den weiteren Stuhlgängen treten etwas grössere Remissionen auf, die aber am 12. Tage, wo kein Stuhlgang erfolgt, noch bedeutender sind.

Ad VI. Die Remissionen nach der 1. Stuhlentleerung sind nur 0,1° bedeutender als an 2 vorhergehenden Tagen.

Ad VII. Durch die Bronchopneunomie und das dabei bestehende Fieber können die Temperaturverhältnisse nach der Defäcation nicht als beweisend angesehen werden.

Ad VIII. Nach der am 14. Tage eintretenden 6. Defäcation findet eine bedeutende Remission statt. Die Temperatursteigerung am vorhergehenden Tage ist aber dadurch zu erklären, das Pat. zum ersten Male aufgestanden war.

Ad IX-XII. Beweisen gegen die Küstner'sche Theorie.

Ad XIII. Da hier vor der Operation der Darm nicht entleert war, müssen wir die an den 3 ersten Tagen eintretenden Defäcationen unberücksichtigt lassen. Die späteren Defäcationen mit ihren geringen Temperaturremissionen sprechen gegen Küstner.

Ad XIV. Die Remission am 9. Tage, wo nicht Stuhl erfolgte, ist noch bedeutender, als die am 10. Tage, wo die erste Stuhlentleerung eintritt, spricht also gegen Küstner.

Ad XV. Es besteht Complication durch Diarrhöen; im übrigen würde die Curve aber auch nicht für Küstner sprechen.

Ad XVI. An den vorhergehenden Tagen bestanden weit grössere Remissionen, wie am 14., dem Tage der ersten Defäcation, also gegen Küstner.

Ad XVII. Völlig fieberloser Verlauf; spricht eclatant gegen Küstner.

Ad XVIII. Im Anfang gegen Küstner sprechend. Die Temperatursteigerung am 14. Tage ist wol durch die Eiterung der Bauchwunde, die Remission am 15. durch das Chinadecoct hervorgebracht. Im weiteren Verlauf schienen die Remissionen, wenn in der Nacht Stuhlgang erfolgt war (20. u. 23. Tag), für Küstner zu sprechen. Da aber auch am 24. u. 25. Tage bedeutende Remissionen stattfanden, ohne dass Stuhlgang erfolgt war und die Eiterung der Bauchwunde fortdauerte, so erscheint dies doch fraglich.

Ad XIX. Die Remission nach der ersten Defäcation unbedeutender, als die vorhergehenden; auch nach der späteren Defäcation bleiben sie gering. Die Temperatursteigerung am 12. Tage ist durch das Verlassen des Bettes zu erklären.

Ad XX. Die letzten Tage vor der ausserordentlich reichlichen Defäcation ganz normale Temperatur. Morgens direct vor der Defäcation 36,5°; nach derselben 36,7, sinkt wieder auf 36,4 und steigt gegen Abend auf 37,4°. In diesem Falle wurde nichts gethan, um die Defäcation zu beschleunigen. Die Curve spricht eclatant gegen Küstner.

Von den Pat. Frau H. (Nr. 5), sowie Nr. 21-24 konnten, da die genaueren Temperaturangaben fehlten, keine Curven von mir angefertigt werden. Bei Frl. C. (Nr. 22) bestand bis zur ersten Defäcation eine Temperatur von 37,8-37,9°. Dieselbe sank nach der Defäcation auf 36,4-37,2. Dieser Fall würde also für die Küstnersche Ansicht sprechen.

ERRATA: S. 17, Anm. 2, anstatt 23 lies **25** Laparat.
S. 30, Z. 14 v. o.. lies **159** statt 158.
S. 31, „ 1 „ „ **94** „ 93.

Strassburg, Universitäts-Buchdruckerei von J. H. Ed. Heitz

Taf. I.

Eva W. — No 1.

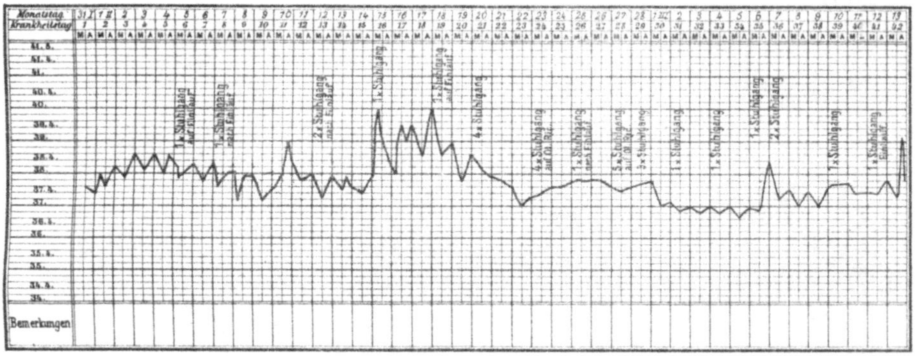

Adelheid K. — No 2.

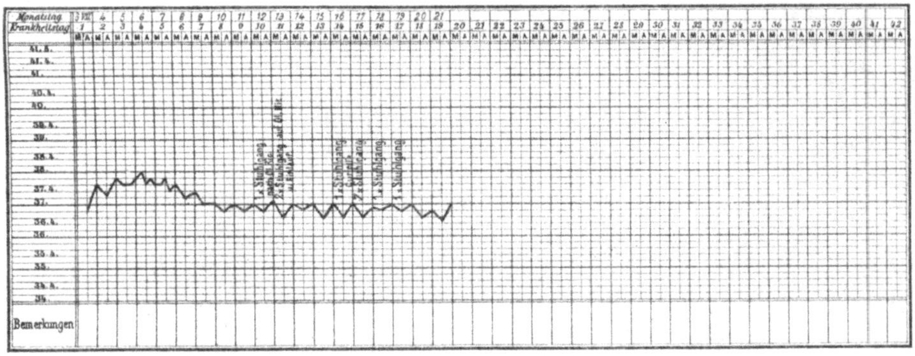

Therese N. — No 3.

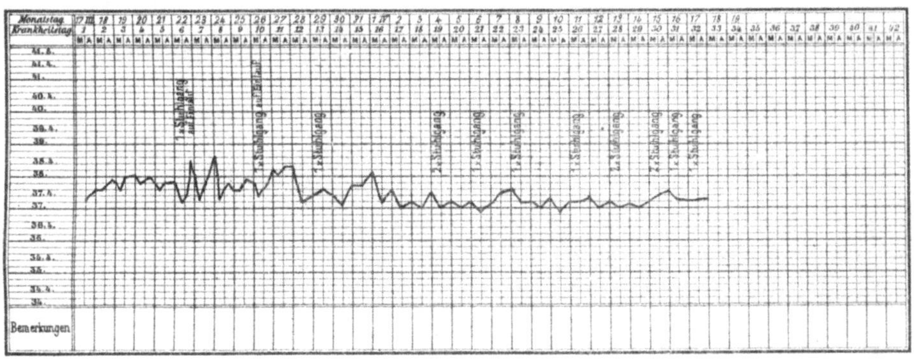

Taf. II.

Rosa Kie — No. 4.

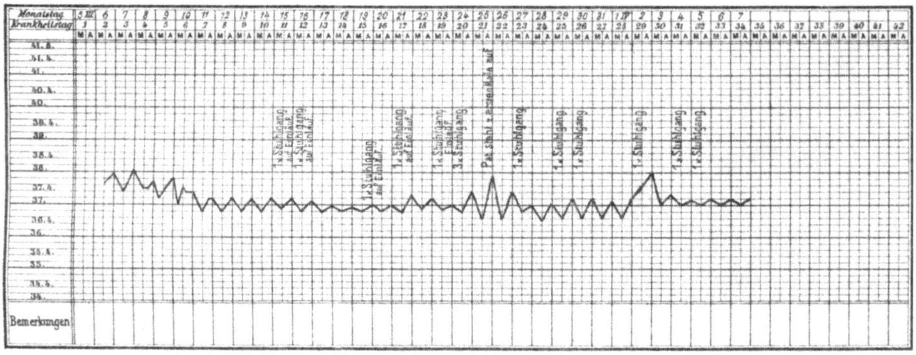

Adelheid J — No. 5.

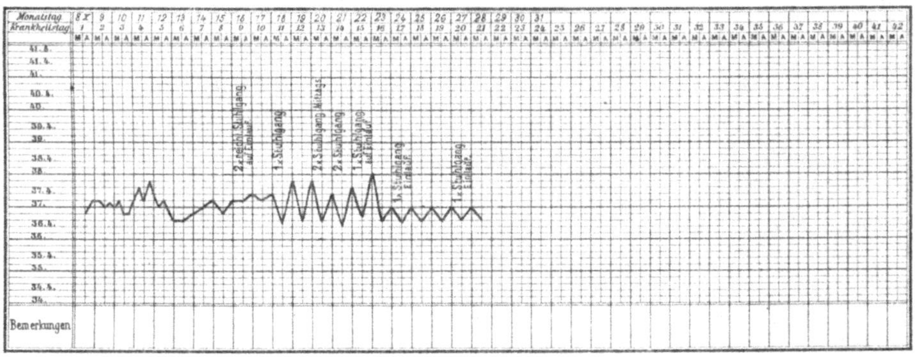

Frau Kn. — No. 6.

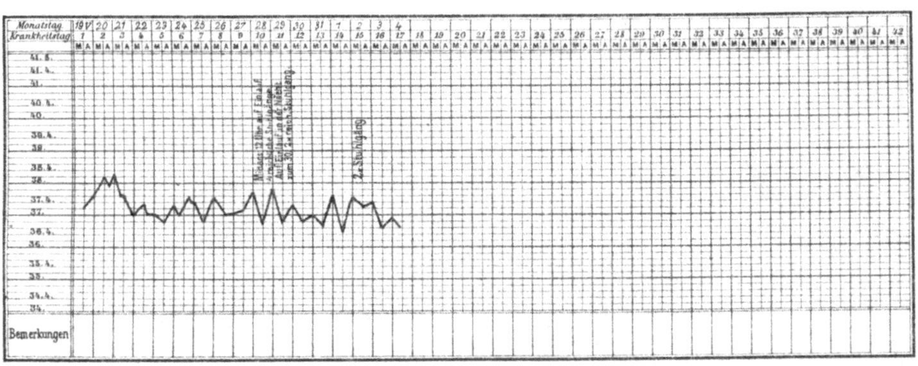

Taf. III.

Frau L. — No 7.

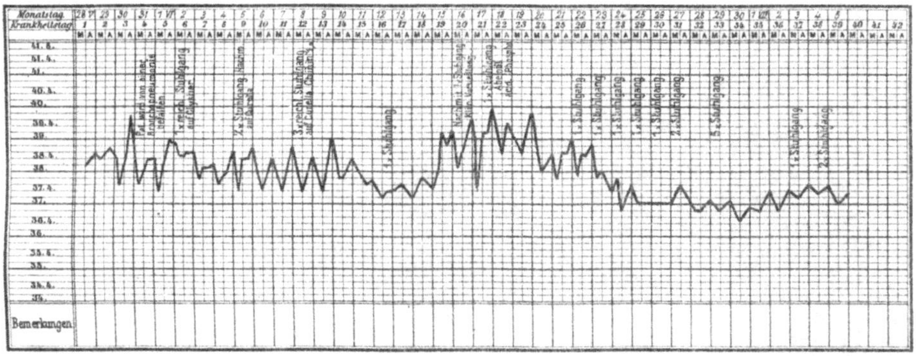

Frau S. — No 8

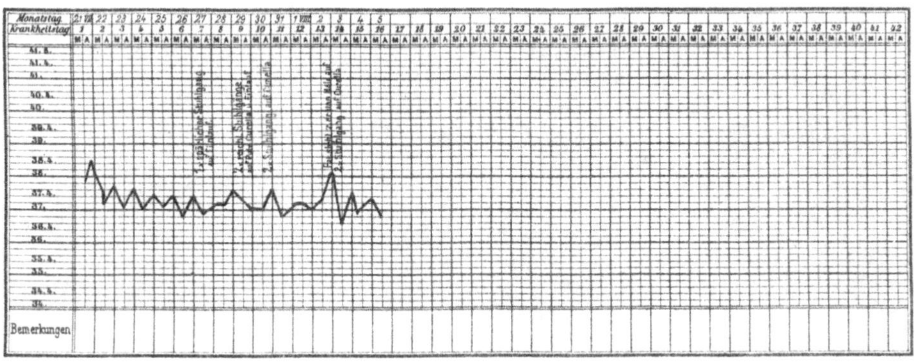

Frau Le — No 9.

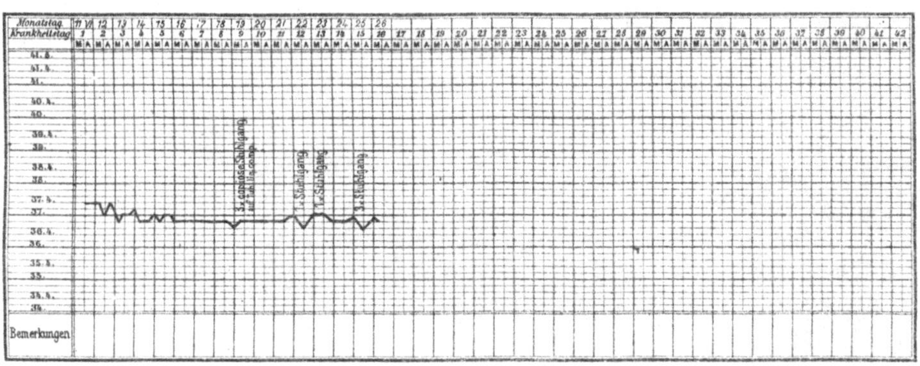

Frau B.

No 10

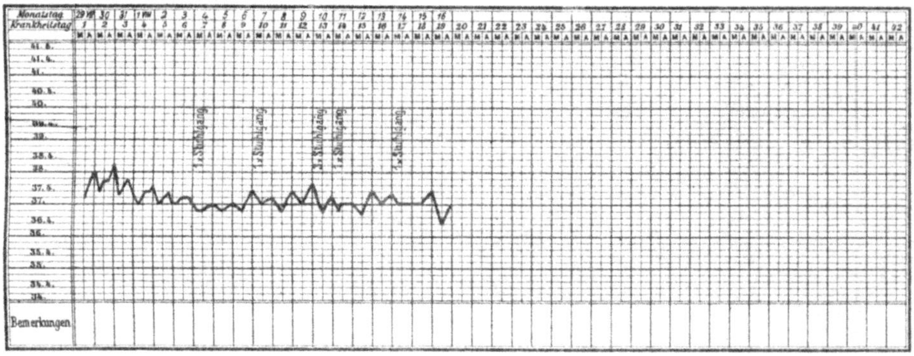

Frau Kl.

No 11

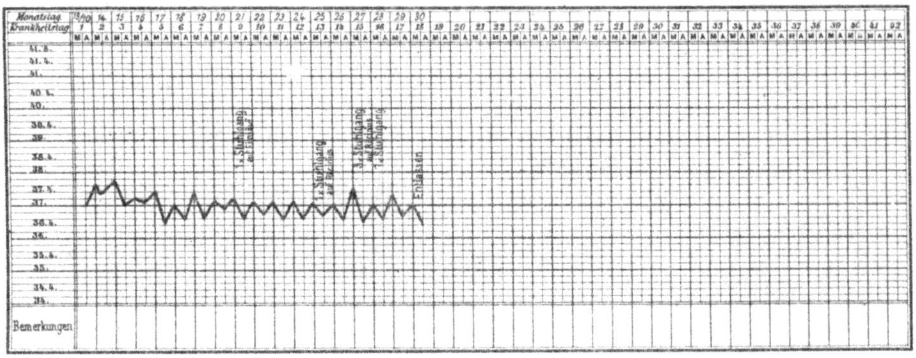

Frau Cl.

No 12

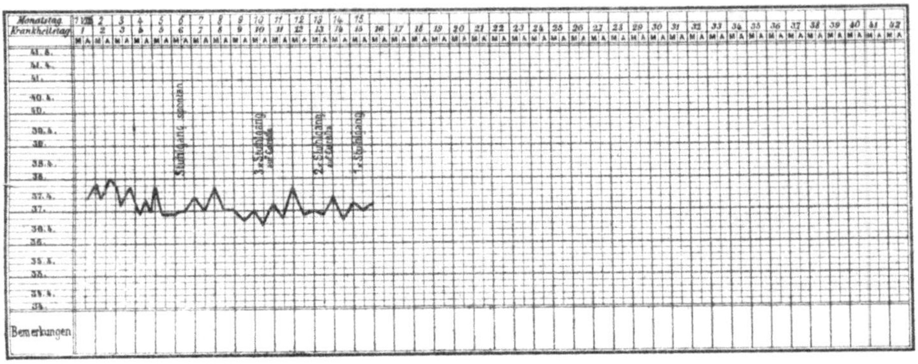

Karoline Gaeb — N° 13.

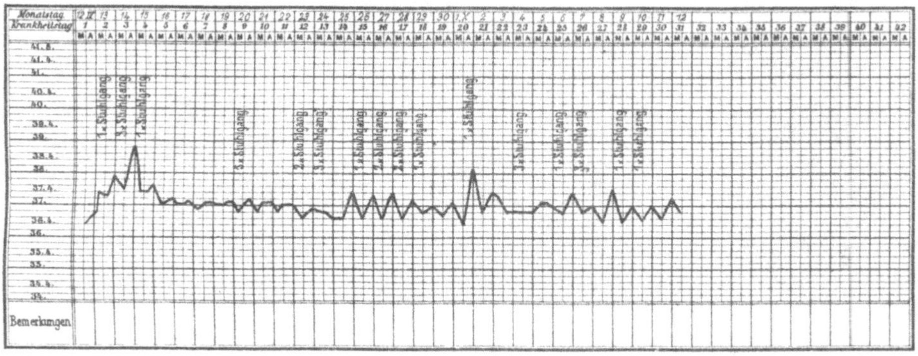

Rosalie M. — N° 14.

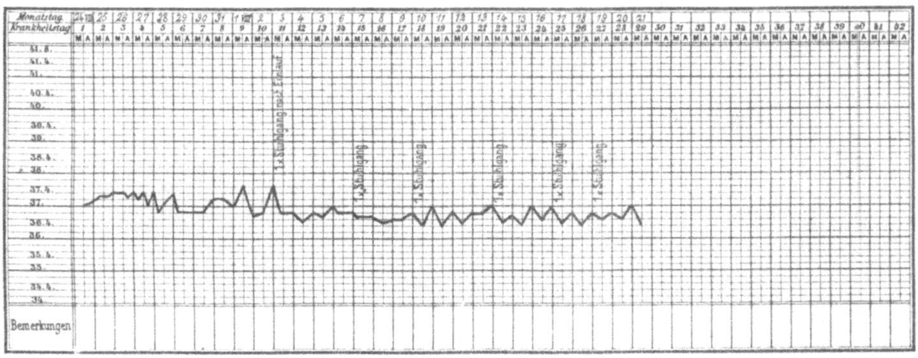

Frl. G. — N° 15.

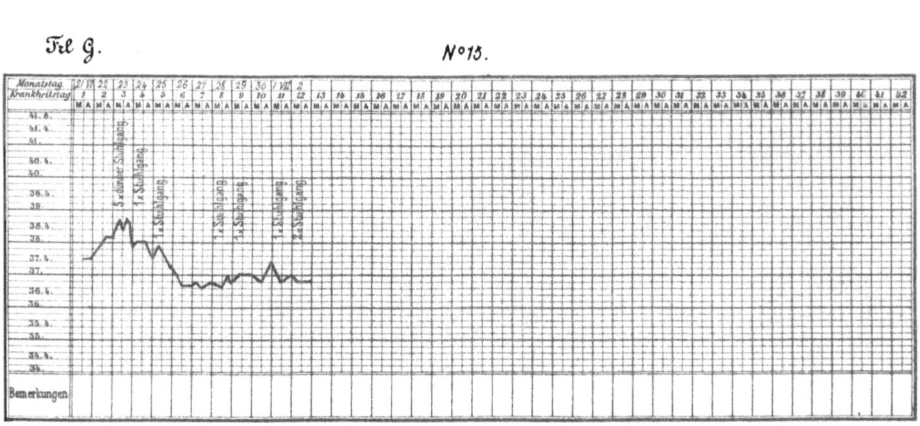

Frau Li

№ 16

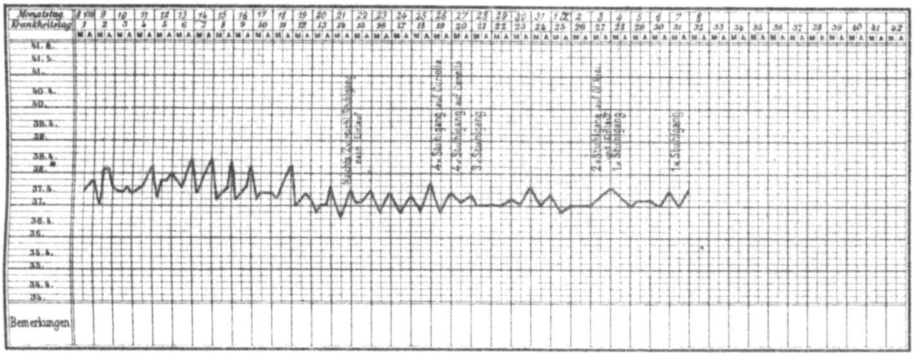

Frau Sch

№ 17

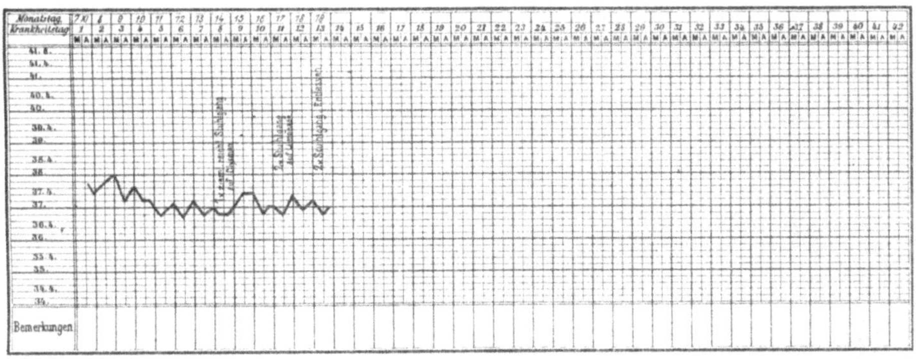

Frau Schm.

№ 18

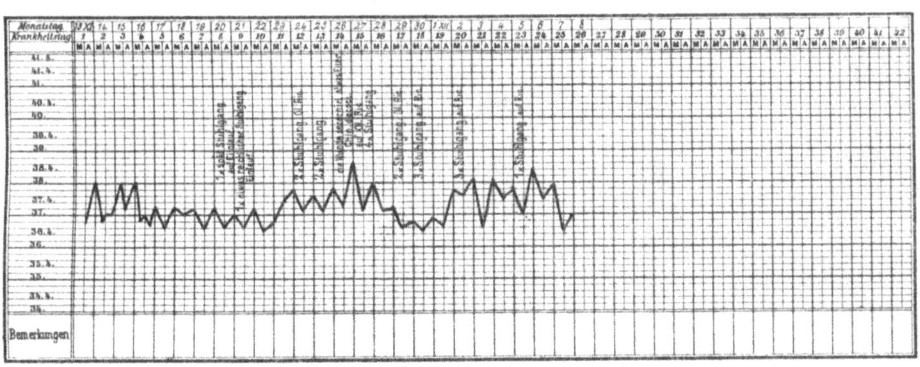

Taf. VII.

Frau Fr.

Nº 19.

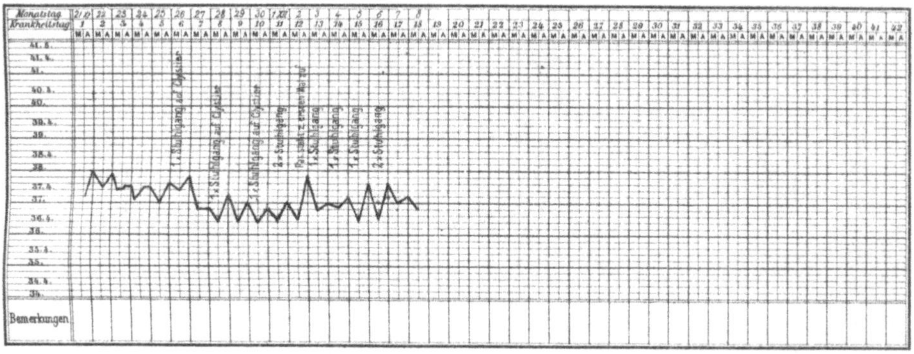

Frl. Par.

Nº 20

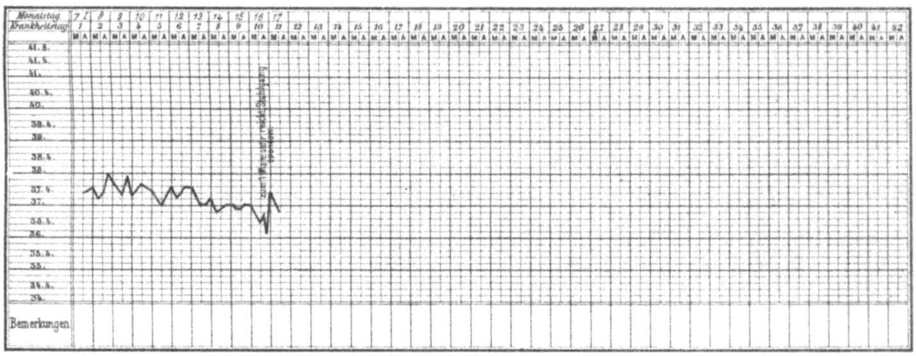

FSC
www.fsc.org
MIX
Papier | Fördert gute Waldnutzung
FSC® C083411

Zeitfracht Medien GmbH
Ferdinand-Jühlke-Straße 7
99095 Erfurt, Deutschland
produktsicherheit@kolibri360.de